Dr. Nilesh More
Dr Amit Ajmera

Apneia obstrutiva do sono

Dr. Nilesh More
Dr Amit Ajmera

Apneia obstrutiva do sono

Conhecimento, opinião e experiência clínica do ortodontista em relação à apneia obstrutiva do sono

ScienciaScripts

Imprint

Cover image: www.ingimage.com

This book is a translation from the original published under ISBN 978-3-659-94303-4.

Publisher:
Sciencia Scripts
is a trademark of
Dodo Books Indian Ocean Ltd. and OmniScriptum S.R.L publishing group

120 High Road, East Finchley, London, N2 9ED, United Kingdom
Str. Armeneasca 28/1, office 1, Chisinau MD-2012, Republic of Moldova, Europe
Managing Directors: Ieva Konstantinova, Victoria Ursu
info@omniscriptum.com

Printed at: see last page
ISBN: 978-620-8-39681-7

RECONHECIMENTO

"A viagem de mil milhas começa com um passo."

- Lao Tzu

"Continuar a aprender, continuar a tentar, continuar a realizar e continuem a aventurar-se na vossa viagem. "

É quando se está grato durante a viagem que o medo desaparece e a abundância aparece. Nunca se pode estar suficientemente grato ao mais misericordioso. Estou profundamente grato ao Todo-Poderoso que me abençoou com abundância e força para ser a melhor versão de mim mesmo a cada novo dia. Com um coração agradecido, reconheço a tua presença na minha vida, querido Deus.

"Um mentor é alguém que nos permite ver a esperança dentro de nós .'

-Oprah Winfrey

*Tenho o prazer e a honra de exprimir o meu profundo sentimento de gratidão ao meu professor Proffesor e guia do PG, **Dr. Amit Ajmera**, pela sua preocupação exemplar, orientação constante, palavras de sabedoria e de encorajamento, e mentoria para criar força e disciplina em mim, ao mesmo tempo que trouxe requinte ao meu trabalho, apoio e encorajamento durante o curso de estudo.*

*Estou sinceramente grata à **Dra. Suchita Daokar**, Professora e*

Diretora do Departamento, por ter sido a minha fonte constante de inspiração ao longo da minha pós-graduação e pelo apoio e encorajamento contínuos durante o curso.

Expresso a minha gratidão ao ***Dr. Umal Doshi*** *por ter sido sempre acessível e por me ter orientado com os seus conhecimentos absolutos, sugestões inestimáveis e ideias académicas ponderadas.*

Expresso a minha gratidão à ***Dra. Lata Kale,*** *Diretora do C.S.M.S.S Dental College, and Hospital, Kanchanwadi, Chh. Sambhajinagar, por estarem sempre presentes para me darem o seu apoio e cooperação.*

"A família não é uma coisa importante. É tudo."

- Michael J. Fox

"O amor de uma família é a maior bênção da vida."

Agradeço à minha querida família, aos meus pais, ***Sr. Dilip More*** *e* ***Sra. Mira More****, por todas as pequenas coisas que fizeram para tornar a minha vida melhor e mais fácil. Agradeço aos meus queridos irmãos,* ***o Sr. Mangesh More e o Mestre. Rajesh More*** *e à minha querida cunhada****, Sra. Komal More,*** *que consegue sempre fazer-me sorrir apesar de todas as dificuldades da vida. Todos vós sois os pilares da minha vida e os meus constantes líderes de claque.*

O trabalho de equipa faz o Dreamwork.

- John C. Maxwell

Gostaria também de agradecer aos meus colegas de curso, ***o Dr. Omkar Diwatepatil, a Dra. Aishwarya Kahate, a Dra. Juily Kulkarni, a Dra. Simran Mahindra e o Dr. Sanket Kapse****, que, de colegas, se tornaram a minha família longe de casa. São eles que sabem que seremos sempre mais poderosos do que eu.*

Gostaria de agradecer aos meus superiores, ***a Dra. Sushmita Patil, a Dra. Ruchita Dandagval, a Dra. Pooja Magar, a Dra. Gauri Patil e a Dra. Heena*** *Keshwan,* ***pelo*** *seu apoio e ajuda constantes.*

Estou grato aos meus queridos colegas ***Dr. Akshay Kokate, Dr. Ashok Jadhav, Dr. Shubhada Bedse, Dr. Pooja Soni e Dr. Pallavi Bansode*** *por terem acrescentado momentos divertidos à minha viagem.*

É de facto um prazer aprender com os queridos membros do pessoal do nosso departamento, ***Dr. Shashank Jaiswal, Dr. Vishal Patani, Dr. Sharwari Kangarkar, Dr. Nikita Sanap, Dr. Sheetal Yamyar, Dr. Shwetali Jadhav e Dr. Manjusha Jadhav.***

Gostaria de agradecer à minha família alargada, a equipa de pessoal não docente, ***Sr. Baban More, Sr. Ganesh Raut, Sra. Kanta Shinde e Sra. Sanjivani Rathod,*** *por estarem sempre presentes como um apoio* *positivo e uma ajuda enérgica.*

"Os bons amigos são como as estrelas. Nem sempre as vemos, mas sabemos que estão sempre lá."

Há certas pessoas que fazem do mundo um lugar melhor e mais feliz só por estarem nele. Para mim, esses são os meus amigos mais próximos.

Agradeço sinceramente à ***Dra. Kiran Kadam,*** *ao* ***Dr. Mukesh Bagul,*** *à* ***Sra. Vidya Bahiram,*** *à* ***Dra. Ovati Naik,*** *à* ***Dra. Swaranjali Nerkar,*** *ao* ***Dr. Dhanashri Jaware,*** *à* ***Dra. Mansi Jaiswal,*** *à* ***Dra. Aishwarya Krishnan,*** *ao* ***Dr. Gajanan Garode, ao Dr. Ganesh Nandanaware,*** *ao* ***Dr. Pradip Raut,*** *à* ***Dra. Ashlesha Bahekar e*** *ao Sr.* ***Rahul Bagul por serem a pessoa com quem posso contar, independentemente do que aconteça; por acreditarem em mim quando falho e por me incentivarem a fazê-lo. Pradip Raut, Dr. Ashlesha Bahekar e Sr. Rahul Bagul*** *por serem a pessoa com quem posso contar, aconteça o que acontecer; por acreditarem em mim quando não o faço e por me incentivarem a fazer melhor e pela sua amizade, amor e compreensão desinteressados. Obrigado por iluminarem o meu mundo.*

Gostaria de agradecer a todas as pessoas que ajudaram, de alguma forma, na realização desta dissertação.

- Dr. Nilesh More

Índice

INTRODUÇÃO 6

REVISÃO DA LITERATURA 10

PADRÃO E MECANISMOS NORMAIS DO SONO 28

ÍNDICE DE APNEIA E HIPOPNEIA 36

APNEIA OBSTRUTIVA DO SONO 41

INCIDÊNCIA E PREVALÊNCIA 45

ETIOLOGIA 46

CARACTERÍSTICAS CLÍNICAS 50

FISIOPATOLOGIA 53

EXAME 62

DIAGNÓSTICO DA APNEIA OBSTRUTIVA DO SONO 82

GESTÃO DA APNEIA OBSTRUTIVA DO SONO 87

TRATAMENTO ORTODÔNTICO DA APNEIA OBSTRUTIVA DO SONO93

PROCEDIMENTOS CIRÚRGICOS 116

RESUMO 122

CONCLUSÕES 126

BIBLIOGRAFIA 127

INTRODUÇÃO

"O sono é como a corrente dourada que une a nossa saúde e o nosso corpo"

-Thomas Dekker

A apneia obstrutiva do sono (AOS) afeta uma parcela importante da população e é caracterizada pela obstrução total ou parcial recorrente da via aérea superior (VAS) durante o sono, afetando negativamente a qualidade de vida dos pacientes a curto e longo prazo, constituindo um importante problema de saúde pública para a sociedade. A área de atuação do ortodontista está intimamente relacionada com a VAS, o que o coloca em posição estratégica para diagnosticar falhas na passagem do ar e intervir quando necessário. O ortodontista, como profissional de saúde, deve saber reconhecer os problemas respiratórios e manejá-los adequadamente, quando indicado.[1]

A apneia obstrutiva do sono é um distúrbio cada vez mais comum de colapso repetido das vias aéreas superiores durante o sono, levando à dessaturação de oxigénio e à perturbação do sono. As caraterísticas incluem ressonar, apneias testemunhadas e sonolência. A patogénese é variável; os factores predisponentes incluem um lúmen pequeno das vias aéreas superiores, um controlo respiratório instável, um limiar de excitação baixo, um volume pulmonar pequeno e músculos dilatadores das vias aéreas superiores disfuncionais. Os factores de risco incluem a obesidade, o sexo masculino, a idade, a menopausa, a retenção de líquidos, a hipertrofia adenotonsilar e o tabagismo. A apneia obstrutiva do sono provoca sonolência, acidentes de viação e, provavelmente, hipertensão arterial sistémica. Também tem sido associada a enfarte do miocárdio, insuficiência cardíaca congestiva, acidente vascular cerebral e diabetes mellitus, embora não de forma definitiva. A pressão positiva contínua nas vias aéreas é o tratamento de eleição, com uma adesão de 60-70%. A pressão positiva de dois níveis nas vias aéreas ou a servo-ventilação adaptativa podem ser utilizadas em doentes intolerantes à pressão positiva contínua nas vias aéreas. Outros tratamentos incluem dispositivos dentários, cirurgia e perda de peso.[2]

Estima-se que mil milhões de pessoas, ou seja, um sétimo da população mundial adulta, sofram de AOS. A obesidade, o principal fator de risco para a AOS, aumentou drasticamente à escala global nos últimos quarenta anos. Quase dois mil milhões de pessoas em todo o mundo foram afectadas pela obesidade nos últimos cinco anos, de acordo com a OMS. O envelhecimento é um segundo fator de risco importante para a AOS. A probabilidade de desenvolver AOS aumenta com a incidência da obesidade e com o envelhecimento da população. Os estudos da população global identificam caraterísticas e fenótipos específicos, como fenótipos graves e grupos de sintomas que justificam uma investigação adicional, para além destes factores de risco convencionais da AOS. O não tratamento da AOS está associado a comorbilidades substanciais e à morte. Estes factores representam um risco grave para a saúde humana e para a saúde do planeta.[3]

A síndrome da apneia e hipopneia obstrutiva do sono é caracterizada pelo colapso repetido das vias aéreas durante o sono. A literatura descreve múltiplas causas para a doença. A principal causa é a redução das forças de expansão dos músculos dilatadores da faringe, como nas situações de disfunção do músculo genioglosso, e a descoordenação entre a atividade inspiratória do músculo e o esforço respiratório, que desempenham um papel importante na progressão da doença. Outras causas descritas são as alterações dos tecidos moles, como a macroglossia ou a hipertrofia amigdalina, e as alterações estruturais esqueléticas, como a micrognatia e a retrognatia. A síndrome é também mais frequente em pessoas obesas, onde a acumulação de gordura na região do pescoço produz um estreitamento da via aérea faríngea, diminuindo assim a passagem de ar. Esta revisão incide sobre a patogénese, epidemiologia, principais caraterísticas e diagnóstico da doença, bem como sobre as suas principais formas de tratamento.[4]

A respiração é um ato simples e importante para o organismo, realizado milhões de vezes ao longo da vida. Este ato de respirar leva o oxigénio do ar para as células e ajuda a eliminar o dióxido de carbono, que é um processo vital para as actividades metabólicas dos seres humanos.[1]

O sono é o estado periódico natural de repouso da mente e do corpo com os olhos fechados, caracterizado pela perda parcial ou total da consciência.[5]

O crescimento craniofacial influenciado pela herança genética e por factores funcionais pode ter um impacto na saúde geral.[6]

Os distúrbios respiratórios do sono envolvem todas as anomalias do fluxo de ar durante o sono, desde o ressonar primário sem hipoxia, com ou sem interrupção do sono, até à apneia obstrutiva do sono (AOS) com bloqueio completo da via aérea e interrupção da passagem do ar.[1] O sono normal envolve a passagem do ar e a sua ida direta para os pulmões. Com a obstrução das vias respiratórias, as estruturas na parte posterior da garganta ocluem as vias respiratórias devido a um tónus motor inadequado da língua e/ou dos músculos dilatadores das vias respiratórias, o que, por sua vez, restringe a passagem do ar. Como resultado, ocorrem episódios recorrentes de obstrução que levam a uma ausência de respiração de 10 a 30 segundos ou mais. Quando isto acontece, o nível de oxigénio no sangue baixa e o ritmo cardíaco e a pressão arterial aumentam. O cérebro acaba por enviar um sinal de socorro que acorda parcial ou totalmente a pessoa e alerta o corpo para respirar, fazendo com que o doente respire fundo.[5]

Principalmente a respiração bucal, muitas vezes resultante do aumento da resistência à respiração nasal ou da hipertrofia das adenóides e amígdalas, leva a um recrutamento muscular alterado nas cavidades nasais e orais, afectando o crescimento craniofacial numa criança em crescimento, alterando a posição da língua e o volume da orofaringe, aumentando assim o risco de desenvolver uma má oclusão significativa.[7]

A apneia obstrutiva do sono (AOS) é uma doença comum que afecta pelo menos 2% a 4% da população adulta e é progressivamente identificada pelas massas[7] . Quase 34% dos homens e 17% das mulheres são afectados pela AOS.[1]

Clinicamente, a apneia obstrutiva do sono (AOS) é definida pela ocorrência de sonolência diurna, ressonar alto, interrupções respiratórias testemunhadas ou despertar devido a respiração ofegante ou asfixia na presença de pelo menos 5 eventos respiratórios obstrutivos por hora de sono. A AOS é frequentemente subdiagnosticada em crianças e jovens quando a queixa principal é um problema comportamental. Se não for tratada, afectará o indivíduo para o resto da sua vida.[8]

Existem poucos tratamentos comprovados e a maioria das crianças é tratada com amigdalectomia e adenoidectomia, que não demonstraram abolir totalmente a

apneia em todos os doentes, e/ou dispositivos de pressão positiva nas vias aéreas, que têm uma adesão muito fraca e não são ideais para todas as crianças.[5]
Atualmente, a ortodontia não se limita apenas à movimentação dos dentes. Existe um interesse crescente no papel do ortodontista, quer no rastreio da apneia obstrutiva do sono (AOS), quer como profissional que pode ser útil na gestão multidisciplinar da AOS, tanto em crianças como em adultos. Uma vez que a AOS pode ser tratada maioritariamente por um médico, o ortodontista pode ser consultado para fazer o rastreio da AOS, contribuir para a identificação dos componentes dentofaciais subjacentes e ajudar o médico na gestão da doença.[9]
O ortodontista lida com a estrutura craniofacial e, por isso, pode auxiliar no reconhecimento da AOS, contribuindo para a identificação dos componentes dentofaciais envolvidos e, em alguns casos, para o tratamento da AOS, em associação com o médico e a equipa.[1]
Alguns estudos sugerem que os tratamentos ortodônticos, como a expansão maxilar ou o avanço mandibular com aparelhos funcionais, podem ser eficazes no tratamento do ressonar e da AOS.[6]
Embora no passado apenas a obstrução completa da passagem de ar durante o sono fosse considerada prejudicial, atualmente qualquer forma de distúrbio respiratório do sono deve ser considerada, pois mesmo a menos grave dessas condições pode ter consequências importantes na qualidade de vida e na saúde geral dos indivíduos.[1] Considerando que a AOS pode ser um distúrbio grave, inclusive com risco de vida, e a qualidade do tratamento do paciente e dos cuidados que podem ser prestados pelo ortodontista. O papel do ortodontista tornou-se muito crucial na gestão da apneia obstrutiva do sono.[9]

REVISÃO DA LITERATURA

1. **Guilleminault C, Tilkian A, Dement WC (1976)** Há muito tempo que os pneumologistas estudam a hipoxemia alveolar e a hipercapnia em conjunto como as caraterísticas das síndromes de ventilação por hipoxemia alveolar. Como demonstrado pela poliomielite bulbar, pelos enfartes do tronco cerebral, pelas cordotomias cervicais bilaterais ou pela rara síndrome de hipoventilação alveolar "primária" (síndrome de Ondine's Curse), inicialmente descrita por Severinghaus & Mitchell, a hipoventilação alveolar inespecífica pode resultar de centros respiratórios danificados no cérebro. Para além disso, a intoxicação por drogas (barbitúricos e tranquilizantes) e as anomalias do aparelho respiratório (distrofia muscular, cifoescoliose, síndrome de Pierre Robin, doença pulmonar obstrutiva, etc.) podem causar uma hipoventilação alveolar generalizada. Os especialistas em cuidados respiratórios prestaram muita atenção a outro caso de síndrome de hipoventilação alveolar durante a década de 1950. Esta era conhecida como a síndrome de Pickwickian, que Sir William Osler descreveu pela primeira vez.[10]

2. **EF Cote (1988)** Uma descrição da síndrome da apneia obstrutiva do sono e das suas muitas ramificações, com um relato de caso sobre o diagnóstico e tratamento de um paciente cuja condição foi aliviada por ortodontia e cirurgia ortognática.[11]

3. **Nonglak Pracharktam, Mark G. Hans Et al (1994)** Há relatos de caraterísticas craniofaciais específicas que ocorrem na síndrome da apneia obstrutiva do sono (SAOS). O objetivo deste estudo foi determinar se a morfologia craniofacial difere entre indivíduos com SAOS e roncadores pesados, e investigar como a mudança de postura, de vertical para deitada, afecta a passagem das vias aéreas superiores. Estes resultados sugerem que factores anatómicos podem predispor alguns roncadores a desenvolver SAOS. As medições efectuadas a partir de radiografias laterais da cabeça em posição supina acordada não revelaram diferenças adicionais entre os indivíduos com SAOS e os que ressonam, quando comparadas com as medições efectuadas em radiografias tiradas na posição vertical.[12]

4. C.Brian Preston, Judith D Lampasso, Phillip V Tobias (1994) O crescimento e a função das cavidades nasais, da nasofaringe e da orofaringe estão intimamente associados ao crescimento normal do crânio. A este respeito, o conhecimento do crescimento craniano normal foi muitas vezes adquirido através do reconhecimento e observação do desenvolvimento anormal. A respiração bucal, que tem sido associada a padrões específicos de crescimento facial, pode resultar da obstrução ou restrição de qualquer parte da via aérea superior. A utilização de radiografias cefalométricas laterais para avaliar a via aérea superior é algo limitada, uma vez que fornecem imagens bidimensionais da nasofaringe, que consiste em estruturas anatómicas tridimensionais complexas. Não obstante esta observação, alguns autores verificaram que existe uma correlação significativa entre os resultados da rinoscopia posterior e da cefalometria radiográfica na avaliação do tamanho da adenoide. Este artigo revisa algumas das medidas cefalométricas mais importantes que têm sido utilizadas para determinar a patência da via aérea superior. É um objetivo importante desta revisão assegurar que existe concordância entre as medidas cefalométricas utilizadas em estudos da via aérea superior e medidas semelhantes utilizadas em antropologia física e craniometria humana. Além disso, é dado um exemplo de técnicas radiográficas volumétricas que prometem elucidar ainda mais os aspectos das funções normais e anormais da via aérea superior.[13]

5. V Tangugsorn, O Skatvedt, O Krogstad, T Lyberg (1995) Foi realizada uma análise cefalométrica abrangente da morfologia esquelética cervico-craniofacial em 100 doentes do sexo masculino com apneia obstrutiva do sono (AOS) e 36 controlos do sexo masculino. Os dados descritivos da cefalometria lateral serão apresentados sob dois títulos separados: morfologia esquelética craniofacial e postura da cabeça. Todas as variáveis foram caracterizadas por medidas angulares, medidas lineares ou rácios.[14]

6. V Tangugsorn, O Skatvedt, O Krogstad, T Lyberg (1995) Os dados cefalométricos laterais descritivos são apresentados em três partes, de acordo com as estruturas anatómicas: palato mole, língua e faringe. É óbvio que os doentes com

AOS podem ter muitas anomalias anatómicas na região da cabeça e do pescoço que podem ser bem avaliadas através da análise cefalométrica. Estes desvios anatómicos do normal podem levar os doentes com AOS a várias situações de risco de vida. Não só os doentes com AOS têm maior risco de morte relacionada com disfunção cardiopulmonar (Guilleminault, 1983), como também são mais propensos a envolver-se em acidentes de viação.[15]

7. G. Mayer e K. Meier-Ewert (1995) Os doentes com apneia obstrutiva do sono (AOS) apresentam frequentemente uma orofaringe estreita, palato mole baixo, osso hioide baixo e, por vezes, retrognatismo. O objetivo desta investigação foi confirmar possíveis anomalias cefalométricas em pacientes com AOS e encontrar preditores cefalométricos úteis para um tratamento ortodôntico eficiente através do dispositivo Esmarch (ED), um reposicionador mandibular com grampos de retenção e uma abertura anterior para facilitar a respiração oral.[16]

8. JM Battagel, PR Lestrange (1996) Os indivíduos com AOS apresentam anomalias morfológicas dos elementos esqueléticos e dos tecidos moles da face, da cavidade oral e da faringe. (i) O corpo da mandíbula é curto, mas as relações maxilares parecem normais porque toda a face é reduzida em profundidade antero-posteriormente. (ii) A distância entre a parede posterior da faringe e o incisivo inferior (comprimento do espaço intermaxilar) é reduzida. (iii) As dimensões da zona retro-palatina da orofaringe estão acentuadamente reduzidas. (iv) A língua é proporcionalmente grande. (v) A área do palato mole está aumentada. Os modelos discriminados identificaram corretamente todos os indivíduos com AOS e os indivíduos do grupo de controlo. Os modelos são, no entanto, limitados pelo facto de terem sido obtidos a partir de um grupo relativamente pequeno de indivíduos. A radiografia cefalométrica lateral pode ser útil na identificação de indivíduos com AOS.[17]

9. Tiner B. (1996) A cirurgia era a principal forma de terapia para a apneia obstrutiva do sono até Sullivan et al' relatarem o primeiro tratamento bem-sucedido da apneia obstrutiva do sono (ACS) com pressão positiva contínua nas vias aéreas (CPAP) em 1981. As elevadas taxas de insucesso da uvulopalatofaringoplastia (UPPP) e os problemas médicos e psicológicos associados a uma traqueostomia permanente tornaram o tratamento cirúrgico da síndrome da apneia obstrutiva do sono (SAOS) algo confuso durante as décadas de 1970 e 1980. Isso levou Sullivan a sugerir o uso de CPAP nasal como uma alternativa ao tratamento cirúrgico. Nesta década, o sucesso previsível da cirurgia ortognática eliminou grande parte da confusão associada ao tratamento cirúrgico da SAOS, sendo atualmente considerada uma forma de tratamento eficaz e desejável. Este artigo analisa o uso histórico e contemporâneo da cirurgia no tratamento da SAOS, as vantagens desse tratamento e as desvantagens do tratamento não cirúrgico.[18]

10. Thornton, W. K., & Roberts D. H. (1996) Existem muitas formas diferentes de tratamento não cirúrgico para a apneia obstrutiva do sono. Algumas podem ser usadas independentemente umas das outras; outras podem ser usadas como parte de um plano de tratamento global. O que é importante é que o profissional desenvolva um novo paradigma para o diagnóstico e tratamento desta doença. Esse paradigma deve reconhecer as modalidades disponíveis e prescrever uma sequência lógica para o tratamento. A terapia com aparelhos orais deve fazer parte desse paradigma. A maioria dos pacientes procura tratamento para o ronco por causa das repercussões sociais, e apenas alguns reconhecem as conseqüências da AOS que ameaçam a vida. A terapia com aparelhos orais oferece um método económico e de fácil utilização para combater esta doença.[19]

11. Taylor M., Hans M.G., Strohl K.P., Nelson S., Broadbent B.H (1996) O objetivo deste estudo foi descrever o padrão de crescimento ósseo e dos tecidos moles da orofaringe numa amostra de crianças saudáveis, não tratadas ortodonticamente. A amostra consistiu em 16 homens e 16 mulheres com telerradiografias laterais aos 6, 9, 12, 15 e 18 anos de idade, num total de 160 telerradiografias laterais. Quatro medições lineares (Ar- H,S-H,Go-H, Gn-H) e três angulares (N-S-H, SN-ArH, GoGn-H) demonstraram que o osso hioide desce e se desloca ligeiramente para a frente até aos 18 anos. Em geral, foram identificados dois períodos de mudança acelerada (6-9 anos e 12-15 anos) e dois períodos de quiescência (9-12 anos e 15-18 anos) para os tecidos moles da faringe. São necessários mais estudos para determinar se os tecidos moles da orofaringe continuam a alterar-se após os 18 anos.[20]

12. T Ono, AA Lowe, KA Ferguson, JA Fleetham (1996) Para definir o efeito de um dispositivo de retenção da língua (TRD) na atividade do músculo genioglosso (GG) em sete indivíduos com apneia obstrutiva do sono, foram realizados dois estudos de sono noturno com dois TRD. O TRD-A não tinha bolbo anterior e incorporava dois eléctrodos para registar a atividade electromiográfica (EMG) do GG. O TRD-B possuía um bulbo e tinha eletrodos semelhantes aos do TRD-A. Os episódios de apneia/hipopneia (AH) foram analisados durante o sono REM (rapid eye movement) e NREM (non-REM). Os desfasamentos temporais com TRD-A e TRD-B diferiram significativamente para o primeiro-E e o último-E durante o sono NREM e para o primeiro-E durante o sono REM. A TRD reduz a gravidade da AH, normaliza o desfasamento temporal e contraria a atividade EMG flutuante do GG observada quando não existe bolbo.[21]

13. MM Ozbek, K Miyamoto, AA Lowe (1998) Amígdalas e adenóides aumentadas e problemas respiratórios crónicos têm sido associados às adaptações compensatórias da postura natural da cabeça (PNC) em crianças. Recentemente, foi demonstrado que os doentes adultos com Apneia Obstrutiva do Sono (AOS) também tendem a apresentar uma extensão craniocervical (ECC) com uma postura de cabeça para a frente (PNC). Este estudo foi concebido para procurar algumas caraterísticas dos doentes com AOS que possam estar relacionadas com estas alterações adaptativas na PNC. Conclui-se que uma ECC com uma FHP é mais provável de ser observada em pacientes com AOS graves e obesos com determinadas caraterísticas morfológicas das vias aéreas superiores e estruturas relacionadas.[22]

14. J Lamont, DR Baldwin, KD Hay, AG Veale (1998) O ressonar e a apneia obstrutiva do sono (AOS) parecem estar ambos associados, pelo menos, ao estreitamento das vias respiratórias superiores e à perda de tónus muscular induzida pelo sono. As talas de avanço mandibular (MAS) têm sido propostas como um método relativamente simples para aumentar as dimensões oro e hipofaríngeas, aumentando assim o tamanho da via aérea. As talas de avanço mandibular podem oferecer uma alternativa simples e eficaz para o tratamento do ressonar e da AOS ligeira em doentes selecionados. O desenho da tala pode ter uma influência considerável na eficácia.[23]

15. JM Battagel, PR L'Estrange, P Nolan, B Harkness (1998) As talas de avanço mandibular são bem sucedidas no tratamento da apneia obstrutiva do sono (AOS) em indivíduos selecionados. Para que estas sejam eficazes, tem de ocorrer alguma melhoria nas dimensões da via aérea orofaríngea. Vinte indivíduos com apneia obstrutiva do sono comprovada foram examinados através de uma radiografia cefalométrica lateral e de uma técnica fluoroscópica. Os cefalogramas foram analisados e avaliados quanto a anomalias do esqueleto e dos tecidos moles, conhecidas por estarem presentes em indivíduos com AOS.[24]

16. JR Ivanhoe, RM Cibirka, CA Lefebvre, GR Parr (1999) Os distúrbios do sono das vias respiratórias superiores estão a ser reconhecidos como uma preocupação médica comum. Têm sido defendidas várias opções de tratamento, incluindo a utilização de dispositivos dentários. Os médicos dentistas estão a ser convidados a fazer parte da equipa de tratamento. Esta pode ser uma tarefa difícil devido ao grande número de dispositivos dentários disponíveis, ao rápido avanço na compreensão desta doença e às numerosas publicações. Os dispositivos dentários estão indicados em doentes que ressonam e em doentes com apneia obstrutiva do sono ligeira a moderada, após avaliação e encaminhamento médico.[25]

17. EK Pae, AA Lowe (1999) Há muito que os clínicos suspeitam que a forma da língua difere entre os doentes com apneia obstrutiva do sono (AOS) e os indivíduos normais. O objetivo deste estudo foi determinar se tais diferenças existem. Devido à dificuldade em especificar pontos de referência homólogos reprodutíveis para a língua, foi utilizada uma técnica morfométrica, a análise eigenshape. A análise eigenshape transforma um contorno num conjunto de números discretos que são ângulos tangentes da curvatura ao longo do contorno em cada ponto digitalizado no contorno. Foram tirados pares de telerradiografias de 80 pacientes do sexo masculino nas posições vertical e supina. Os indivíduos foram subagrupados em quatro categorias de acordo com a gravidade dos sintomas. O contorno da língua foi traçado, digitalizado e subagrupado. Quando a maior parte das variações da forma da língua na posição supina foi comparada graficamente entre os subgrupos, as variações no grupo não apneico foram distinguidas das variações nos grupos apneicos. Os resultados sugerem que a análise de eigenshape em cefalogramas na posição supina pode ser uma ferramenta útil para distinguir indivíduos com AOS de indivíduos não apneicos.[26]

18. JM Battagel, A Johal, PR L'Estrange (1999) Este estudo clínico prospetivo examinou as alterações na posição das vias aéreas e do hioide em resposta ao avanço mandibular em indivíduos com apneia obstrutiva do sono (AOS) ligeira e moderada. Apenas nos homens, procuraram-se correlações entre as alterações nos parâmetros do hioide e das vias aéreas, e as medidas radiográficas iniciais e diferenciais. Nos homens, a protrusão mandibular média na ponta do incisivo inferior foi de 5,3 mm, aumentando a sua distância da parede posterior da faringe em 6,9 mm. Maiores incrementos de movimento do hioide foram associados a uma melhor resposta das vias aéreas, mas a força das correlações foi geralmente baixa.[27]

19. L Kollias, O Krogstad (1999) O objetivo deste estudo foi investigar longitudinalmente, por meios cefalométricos, as alterações na morfologia craniocervical e na posição do osso hioide em homens e mulheres adultos, em três grupos etários diferentes, com intervalos de 10 anos, e comparar as alterações entre os dois sexos. As alterações globais significativas entre os sexos num período de 20 anos foram uma redução do prognatismo mandibular, um aumento do ângulo do plano mandibular no sexo feminino e uma posição mais inferior do osso hioide no sexo masculino.[28]

20. L Kollias, O Krogstad (1999) O objetivo deste estudo foi investigar, por meios cefalométricos, as alterações longitudinais na morfologia úvulo-glossofaríngea em homens e mulheres adultos, em três idades diferentes com intervalos de 10 anos, e comparar as alterações entre os dois géneros. As diferenças intersexuais globalmente significativas, ao longo de um período de 20 anos, foram que os homens apresentaram uma posição de língua mais vertical e uma massa de língua mais estendida caudalmente, uma maior redução da dimensão sagital do espaço aéreo faríngeo mínimo, um maior aumento da área sagital do palato mole e um aumento da área da língua.[29]

21. CH Johnston, A Richardson (1999) Este estudo cefalométrico investigou as alterações morfológicas que ocorrem na faringe entre o início e o meio da vida adulta. Foram examinadas as alterações no tamanho do esqueleto da faringe, a espessura dos tecidos moles da faringe, a profundidade das vias respiratórias da faringe e as dimensões do palato mole, para além das medidas craniofaciais padrão. Os resultados mostraram aumentos na proeminência maxilar e na altura da face anterior superior e inferior.[30]

22. JM Battagel, A Johal, B Kotecha (2000) Este estudo prospetivo analisou as radiografias cefalométricas laterais verticais de 115 homens caucasianos dentados. Assim, embora os padrões dento-esqueléticos dos roncadores se assemelhassem aos dos indivíduos com AOS, eram evidentes algumas diferenças na orientação dos tecidos moles e do hioide. Não houve, no entanto, uma gradação reconhecível no tamanho da via aérea e das estruturas associadas, desde o controlo, passando pelo ressonar, até aos indivíduos com AOS. Isto sugere que pode haver uma predisposição cefalometricamente reconhecível para o desenvolvimento de distúrbios respiratórios do sono, mas que esta é apenas uma faceta da condição.[31]

23. S Achilleos, O Krogstad, T Lyberg (2000) O objetivo do presente estudo foi investigar, através de um exame cefalométrico extensivo, as alterações que ocorreram na posição do osso hioide, na postura da cabeça, na posição e morfologia do palato mole, na língua e nas dimensões sagitais da via aérea faríngea após a osteotomia de avanço mandibular para a correção do retrognatismo mandibular. O alargamento significativo ao nível do PAS min foi mantido no seguimento a longo prazo, indicando que a osteotomia de avanço mandibular poderia aumentar a permeabilidade das vias aéreas e ser uma abordagem de tratamento para a apneia do sono em pacientes selecionados.[32]

24. DJ Gale, RH Sawyer, A Woodcock, P Stone, R Thompson, K O'Brien (2000) Este estudo avaliou o efeito de um aparelho de posicionamento mandibular anterior (AMPA) na área da secção transversal mínima da faringe (MPCSA) em 32 indivíduos conscientes com apneia obstrutiva do sono (AOS) em decúbito dorsal. A mudança na MPCSA foi medida usando tomografia computadorizada de baixa dose, com e sem um AMPA. Os resultados mostraram que o índice de distúrbio respiratório (RDI) médio foi de 26,6

eventos/hora, com um índice de massa corporal de 28,6 kg/m^2 e idade média de 51,5 anos. Em conclusão, o AMPA aumentou significativamente o MPCSA, sugerindo que pode ser uma terapia eficaz para a AOS. No entanto, verificou-se uma ampla mas imprevisível variação individual da resposta. Como um pequeno número de pacientes pode piorar sua condição com o avanço mandibular temporário (TMA), é essencial que todos os pacientes tratados com TMA sejam investigados por polissonografia antes e depois do tratamento.[33]

25. M Marklund, KA Franklin, M Persson (2001) Os objectivos deste estudo foram investigar possíveis efeitos secundários ortodônticos após a utilização de aparelhos de avanço mandibular (MAD) em adultos com ressonar e apneia do sono. Um segundo objetivo foi analisar o efeito do desenho do aparelho. Setenta e cinco pacientes tratados com DAM e 17 pacientes de referência foram estudados no seguimento após 2,5 ± 0,5 anos. No grupo de teste, 47 pacientes receberam aparelhos elastoméricos macios, enquanto os 28 pacientes restantes receberam aparelhos acrílicos duros. Os resultados indicam que os efeitos secundários ortodônticos são reduzidos durante o tratamento de indivíduos adultos com AAM para o ressonar e a apneia do sono, especialmente nos doentes que utilizam dispositivos elastoméricos macios com protrusões mandibulares inferiores a 6 mm. Recomenda-se o acompanhamento dos doentes tratados com DAM, uma vez que os doentes individuais podem sofrer efeitos secundários ortodônticos acentuados.[34]

26. CA Moyer, SS Sonnad, SL Garetz, JI Helman (2001) Rever a literatura sobre a apneia obstrutiva do sono (AOS) e a qualidade de vida relacionada com a saúde (QVRS). Os doentes com AOS têm uma QVRS prejudicada quando comparados com controlos saudáveis da mesma idade e sexo. O tratamento com pressão positiva contínua nas vias aéreas parece melhorar a QVRS. Outras modalidades de tratamento não foram objeto de um estudo rigoroso. Além disso, são necessários mais dados de medidas baseadas em preferências que permitam a conversão em pontuações de utilidade, que podem ser utilizadas para calcular os anos de vida ajustados à qualidade e os rácios de custo-eficácia.[35]

27. A Gale, PVJ Kilpelainen, MT Laine-Alava (2001) Foi efectuada uma avaliação cefalométrica das alterações na colocação horizontal e vertical do osso hioide e das alterações na posição da cabeça sobre a coluna cervical após o avanço mandibular cirúrgico. Foram investigadas sete medidas lineares e uma angular em 60 pacientes, 17 do sexo masculino e 43 do sexo feminino, antes e um ano após o avanço mandibular cirúrgico. Os resultados mostram que, com o avanço mandibular cirúrgico, o osso hioide acompanha principalmente o avanço da mandíbula e se aproxima do corpo da mandíbula. No entanto, existem variações nas alterações do osso hioide e na posição da cabeça que são difíceis de prever.[36]

28. CD Johnston, IC Gleadhill, MJ Cinnamond, WM Peden (2001) O objetivo deste ensaio controlado e aleatório foi avaliar a eficácia de um aparelho de avanço mandibular (MAA) no tratamento do ressonar grave. Concluiu-se que o AAM feito à medida foi significativamente mais eficaz do que o placebo no controlo dos principais sintomas do ressonar grave. No entanto, nem todos os parceiros dos pacientes relataram uma melhoria com o MAA, sendo que 84% relataram uma redução no volume do ressonar e 76% relataram ressonar menos noites por semana.[37]

29. SP Warunek (2004) A apneia obstrutiva do sono (AOS) pode apresentar sérios riscos para a saúde e deve ser diagnosticada por um médico em conjunto com um estudo do sono. Das alternativas de tratamento não cirúrgico, a pressão positiva contínua nasal nas vias respiratórias (nCPAP) demonstrou ser mais eficaz do que a terapia com aparelhos orais na melhoria dos distúrbios respiratórios. Embora o tratamento com aparelhos orais possa durar muitos anos, os doentes devem ser informados de que estes dispositivos necessitam de ser substituídos periodicamente, o que pode ser um fator financeiro se não houver cobertura do seguro.[38]

30. OH Salem, BS Briss, DJ Annino (2004) As associações que se diz existirem entre o modo respiratório predominante e a morfologia craniofacial foram exploradas durante o século passado e estão, mais uma vez, a ser debatidas em numerosos artigos que podem ser encontrados numa variedade de publicações científicas e outras. Experiências

As evidências sugerem que a função muscular alterada pode influenciar a morfologia craniofacial. Além disso, este artigo analisará vários dos procedimentos cirúrgicos mais comuns utilizados no tratamento de problemas das vias aéreas faríngeas.[39]

31. CB Preston, JD Lampasso, PV Tobias (2004) O crescimento e a função das cavidades nasais, da nasofaringe e da orofaringe estão intimamente associados ao crescimento normal do crânio. A este respeito, o conhecimento do crescimento craniano normal foi muitas vezes adquirido através do reconhecimento e observação do desenvolvimento anormal. A respiração bucal, que tem sido associada a padrões específicos de crescimento facial, pode resultar da obstrução ou restrição de qualquer parte da via aérea superior.[40]

32. JD Lampasso, JG Lampasso (2004) Os factores hereditários, ambientais e de desenvolvimento desempenham um papel importante no desenvolvimento dento-facial, bem como no início de um distúrbio de má oclusão. Os fenómenos alérgicos, como a rinite e a asma, são um fator que contribui para a má oclusão. Este artigo centrar-se-á na patogénese da rinite e da asma no que se refere ao desenvolvimento da respiração bucal e a um padrão de crescimento alterado da região orofacial.[41]

33. CM Schroder, R O'Hara (2005) Estudos recentes sublinham a existência de uma relação complexa entre a depressão e a AOS em termos de apresentação clínica, fisiopatologia subjacente e tratamento. Este facto deve incitar o psiquiatra responsável pelo tratamento a estar muito atento a uma possível AOS subjacente ou coexistente em doentes deprimidos. Até 20% de todos os doentes que apresentam uma síndrome depressiva diagnosticada podem também ter AOS, e vice-versa. Esta relação pode variar muito, dependendo da idade, do género, do ponto de corte do IAH e das caraterísticas demográficas e de saúde gerais da população em estudo. A investigação clínica futura nesta área deve examinar especificamente populações de doentes deprimidos, tendo em conta os diferentes subtipos de perturbações do humor, e investigar uma gama mais vasta de sintomatologia depressiva em doentes com AOS. A investigação básica deve continuar a investigar a relação causal entre a depressão e a AOS, bem como os potenciais mecanismos pelos quais ambas as perturbações podem interagir.[42]

34. SP Patil, H Schneider, AR Schwartz, PL Smith - Chest (2007) A AOS é uma perturbação do sono comum que se pode apresentar de várias formas no consultório do médico pneumologista. Com uma compreensão fundamental da fisiopatologia da AOS, o médico pneumologista pode integrar rotineiramente questões na sua revisão do sistema que ajudarão a encaminhar adequadamente o paciente para a polissonografia e o diagnóstico da doença. A compreensão das nuances no espetro das queixas apresentadas e dos correlatos da polissonografia é importante para fins diagnósticos e terapêuticos.[43]

35. DJ Eckert, A Malhotra (2008) A apneia obstrutiva do sono (AOS) é uma doença comum caracterizada pelo estreitamento ou colapso repetitivo da via aérea faríngea durante o sono. Esta doença está associada a comorbilidades importantes, incluindo sonolência diurna excessiva e aumento do risco de doenças cardiovasculares. A fisiopatologia subjacente é multifatorial e pode variar consideravelmente entre indivíduos.[44]

36. LJ Epstein, D Kristo, PJ Strollo Jr, N Friedman (2009) Esta diretriz clínica reúne as recomendações dos parâmetros de prática baseados em evidências da Academia Americana de Medicina do Sono, juntamente com recomendações de consenso de melhores práticas de especialistas clínicos, nos casos em que ainda não existem diretrizes baseadas em evidências. Os médicos devem utilizar estas diretrizes como modelo para desenvolver um programa de tratamento abrangente para doentes com AOS. As diretrizes serão actualizadas à medida que forem surgindo novas evidências.[8]

37. JA Dempsey, SC Veasey, BJ Morgan (2010) A apneia e os distúrbios respiratórios induzidos pelo sono referem-se a interrupções ou reduções intermitentes e cíclicas do fluxo de ar, com ou sem obstruções das vias aéreas superiores (AOS). Na presença de uma via aérea anatómica comprometida e colapsável, a perda induzida pelo sono de estímulos tónicos compensatórios para os neurónios motores do músculo dilatador da via aérea superior leva ao colapso da via aérea faríngea.[45]

38. E Azagra-Calero, E Espinar-Escalona, JM Barrera-Mora Et al (2012) A síndrome da apneia e hipopneia obstrutiva do sono caracteriza-se por colapsos repetidos das vias aéreas durante o sono. A literatura descreve múltiplas causas para a doença. A principal causa é a redução das forças de expansão dos músculos dilatadores da faringe, como nas situações de disfunção do músculo genioglosso, e a descoordenação entre a atividade inspiratória do músculo e o esforço respiratório, que desempenham um papel importante na progressão da doença. Outras causas descritas são as alterações dos tecidos moles, como a macroglossia ou a hipertrofia amigdalina, e as alterações estruturais esqueléticas, como a micrognatia e a retrognatia. A síndrome é também mais frequente em pessoas obesas, onde a acumulação de gordura na região do pescoço produz um estreitamento da via aérea faríngea, diminuindo assim a passagem de ar. Esta revisão incide sobre a patogénese, epidemiologia, principais caraterísticas e diagnóstico da doença, bem como sobre as suas principais formas de tratamento.[4]

39. K Sembulingam, P Sembulingam (2012) A fisiologia é o ramo mais fascinante e antigo da ciência. É fascinante porque revela o mistério dos aspectos funcionais complicados dos órgãos individuais do corpo. É antigo porque existe desde a origem da vida. Mesmo antes de conhecer a língua, a cultura e a sociedade, o homem conhecia a fome, a sede, a dor e o medo, que são os fundamentos da fisiologia.[5]

40. AS Jordan, DG McSharry, A Malhotra (2014) A apneia obstrutiva do sono é um distúrbio cada vez mais comum de colapso repetido das vias aéreas superiores durante o sono, levando à dessaturação de oxigénio e à perturbação do sono. As caraterísticas incluem ronco, apneias testemunhadas e sonolência. A pressão positiva contínua nas vias aéreas é o tratamento de eleição, com uma adesão de 60-70%. A pressão positiva de dois níveis nas vias aéreas ou a servo-ventilação adaptativa podem ser utilizadas em doentes intolerantes à pressão positiva contínua nas vias aéreas. Outros tratamentos incluem dispositivos dentários, cirurgia e perda de peso.[2]

41. M Sahin, C Bilgen, MS Tasbakan (2014) Existem muitos estudos sobre polissonografia (PSG) desnecessária quando há suspeita de síndrome da apneia obstrutiva do sono (SAOS). A fim de reduzir a PSG desnecessária, este estudo tem como objetivo prever o índice de apneia-hipopneia (IAH) através de dados clínicos simples para pacientes que se queixam de sintomas de SAOS. Método. Foram obtidos e avaliados retrospetivamente dados demográficos, antropométricos, de exame físico e laboratoriais de um total de 390 pacientes (290 homens, idade média de 50±11 anos) que foram submetidos à PSG diagnóstica. A relação entre esses dados e os resultados da PSG foi analisada. Uma análise de regressão linear multivariada foi realizada passo a passo para identificar preditores independentes do IAH.[46]

42. NT Huynh, E Desplats, FR Almeida (2016) Uma maxila e/ou mandíbula pequena pode predispor as crianças a distúrbios respiratórios do sono, que é um continuum de gravidade desde o ressonar até à apneia obstrutiva do sono. Estudos preliminares sugeriram que os tratamentos ortodônticos, como o avanço mandibular ortopédico ou a expansão rápida da maxila, podem ser tratamentos eficazes.[6]

43. SM Banabilh (2017) A apneia obstrutiva do sono é uma área interessante para os ortodontistas se envolverem. O nível de consciência da apneia do sono e dos problemas de saúde relacionados está a crescer rapidamente. A demanda de integrar o sono na prática ortodôntica em breve será impulsionada pela necessidade das sociedades, já que alguns de nossos pacientes estarão em breve entrando em nossos escritórios conscientes da apneia do sono.[7]

44. CS Shete, WA Bhad (2017) Um dispositivo de avanço mandibular aumenta efetivamente o tamanho das vias aéreas superiores em doentes com apneia obstrutiva do sono. As alterações volumétricas tridimensionais das vias aéreas superiores, as quantidades exactas de alterações nas vias aéreas superiores obstruídas (menor área de secção transversal) e as alterações anteroposteriores e transversais com dispositivos de avanço mandibular não são claras. Os dispositivos de avanço mandibular aumentaram o volume médio das vias aéreas superiores da faringe nesta coorte, e este aumento de volume pareceu estar relacionado com o aumento da saturação de oxigénio.[47]

45. AM Osman, SG Carter, JC Carberry (2018) A prevalência da apneia obstrutiva do sono (AOS) continua a aumentar. O mesmo acontece com as consequências para a saúde, a segurança e a economia. A nível individual, as causas e consequências da AOS podem variar substancialmente entre os doentes. Nos últimos anos, foram caracterizados quatro factores-chave que contribuem para a patogénese ou "fenótipos" da AOS.[48]

46. RG Behrents, AV Shelgikar, RS Conley (2019) A apneia obstrutiva do sono pode ter muitas consequências graves se não for tratada. A AOS pode afetar adultos e crianças e pode apresentar-se em qualquer altura da vida. Os ortodontistas devem considerar a incorporação do rastreio da AOS nos seus pacientes.[9]

47. JV Rundo (2019) A apneia obstrutiva do sono (AOS) é uma doença causada por episódios repetidos de colapso e obstrução das vias aéreas superiores durante o sono, associados ao despertar do sono, com ou sem dessaturação de oxigénio. A AOS é uma doença altamente prevalente, particularmente em indivíduos com factores de risco estabelecidos e doenças comórbidas. O rastreio da AOS inclui uma história do sono, uma revisão dos sintomas e um exame físico, cujos resultados podem identificar os doentes que necessitam de testes para a AOS. Os resultados do polissonograma ou do teste de apneia do sono em casa ajudam no diagnóstico da AOS e da sua gravidade.[49]

48. MM Lyons, NY Bhatt, AI Pack, UJ Magalang (2020) Estima-se que um sétimo da população adulta mundial, ou seja, aproximadamente mil milhões de pessoas, sofra de AOS. Ao longo das últimas quatro décadas, a obesidade, o principal fator de risco para a AOS, aumentou de forma impressionante em todo o mundo. Nos últimos 5 anos, a OMS estima que a obesidade global afecta quase dois mil milhões de adultos. Um segundo fator de risco importante para a AOS é a idade avançada. À medida que aumenta a prevalência do envelhecimento da população e da obesidade, aumenta a vulnerabilidade à AOS.[3]

49. A **Abbasi, SS Gupta, N Sabharwal, V Meghrajani (2021)** A AOS afecta múltiplos sistemas de órgãos. A AOS pode apresentar-se primeiro com morbilidade cardiovascular ou neurológica, em vez de sintomatologia respiratória. É importante usar o discernimento clínico e manter um limiar baixo para o diagnóstico quando os pacientes apresentam estes sinais e sintomas variados, a fim de fazer um diagnóstico atempado e intervir para prevenir a morbilidade e a mortalidade.[50]

50. C Freire, LU Sennes, VY Polotsky (2022) Estudos em animais sugerem que os opióides inibem a atividade do motoneurónio hipoglosso e do músculo genioglosso e induzem a obstrução das vias aéreas superiores, ou seja, a AOS, mas os mecanismos não são suficientemente compreendidos. Embora exista um consenso de que os opiáceos causam apneia central do sono, os efeitos dos opiáceos na AOS em estudos clínicos não são uniformes e dependem do fenótipo da doença. Estudos clínicos de grande dimensão que abordem o papel das caraterísticas fenotípicas, como a resposta do músculo das vias aéreas superiores à obstrução faríngea, o quimiorreflexo e o limiar de excitação, podem identificar os doentes com AOS em risco de OIRD.[51]

51. J Brown, F Yazdi, M Jodari-Karimi, JG Owen (2022) A AOS e a HTN são condições comórbidas com fisiopatologia adversamente conectada, incluindo hiperatividade simpática, disbiose intestinal, pró-inflamação, dano endotelial, mudanças de fluido rostral, colapso faríngeo, retenção de fluido intravascular, gasto energético noturno e distúrbios metabólicos. O efeito dose-resposta da AOS na gravidade da HTN desafia o controlo da pressão arterial *(PA)*, pelo que as pessoas com HTN refractária devem ser rastreadas para a AOS.[52]

52. JM Palomo, VD Piccoli, LM MENEZES (2023) A apneia obstrutiva do sono é um problema que atinge grande parte da população e que, se não tratada, piora a qualidade de vida e traz sérias consequências para a saúde dos indivíduos. O ortodontista atua na região próxima à via aérea superior e deve estar atento para auxiliar na identificação de pacientes com AOS e realizar o tratamento específico quando indicado. Novas tecnologias estão constantemente a surgir, associadas aos avanços da inteligência artificial. Os profissionais de saúde devem estar atentos a essa evolução para orientar e interagir adequadamente com essas novas tecnologias, com os pacientes com distúrbios do sono e com os demais profissionais envolvidos no seu tratamento.[1]

53. EM Balk, GP Adam, CM D'Ambrosio (2024) Os critérios utilizados para definir os índices de apneia do sono (apneia, hipopneia e dessaturação de oxigénio) foram muito variáveis, mesmo entre os estudos que afirmaram que as definições se baseavam nos mesmos critérios padrão. Foi muitas vezes difícil discernir os critérios efetivamente utilizados. A grande variabilidade entre os estudos e a falta de transparência sobre os seus métodos de estudo do sono dificulta a interpretabilidade e a utilidade dos estudos e põe em causa se os estudos são generalizáveis de um contexto para outro.[53]

54. FA Mira, V Favier, H dos Santos Sobreira Nunes (2024) O Chat-GPT demonstra potencial como um recurso valioso para o diagnóstico da AOS, especialmente quando o acesso a especialistas é limitado. O estudo enfatiza a importância da colaboração entre IA e humanos, com o Chat-GPT a servir como uma ferramenta complementar e não como um substituto para os profissionais médicos. Esta investigação contribui para o discurso em otorrinolaringologia e incentiva uma maior exploração de aplicações de cuidados de saúde orientadas para a IA. Embora o Chat-GPT apresente um nível louvável de consenso com as respostas dos especialistas, os aperfeiçoamentos em curso nas ferramentas de cuidados de saúde baseadas em IA são uma promessa significativa para o futuro da medicina, abordando o subdiagnóstico e o subtratamento da AOS e melhorando os resultados dos doentes.[54]

PADRÃO E MECANISMOS NORMAIS DO SONO

O sono normal ocorre num ambiente permissível e é definido em termos de comportamento e padrões electrográficos que estão associados a processos fisiológicos. O corpo prepara-se para dormir durante o dia e prepara-se para acordar durante a noite. Através do trato retino-hipotalâmico e do núcleo supraquiasmático, é mantida uma sincronia interna entre os ritmos corporais, incluindo as hormonas que regem a divisão celular, o crescimento, a função imunitária, o metabolismo e o nosso ciclo de temperatura. Além disso, o nosso relógio interno do corpo, que tem um ritmo inato de 25 horas, é mantido em sintonia com a rotação de 24 horas da Terra. Por exemplo, os níveis de cortisol aumentam durante o sono e a temperatura do corpo começa a subir no final do sono para suportar as necessidades do despertar. A temperatura corporal diminui antes de deitar, como que convidando-nos a dormir.

➢ **Padrões normais de sono:**

- Início do sono-

✓ Durante a transição da vigília para o sono, ocorrem alterações nos padrões electrográficos. Com o fechar dos olhos, as ondas alfa (8 a 12 Hz) substituem as ondas beta (14 e mais rápidas) na vigília relaxada.

✓ No início do sono, as ondas alfa são substituídas por ondas teta (3 a 6 Hz) em associação com os movimentos oculares lentos e observa-se uma diminuição do tónus muscular. Quando a atividade teta predomina no registo, o estágio 1 do sono é marcado e diz-se que o início do sono ocorreu. Na fase 1 do sono, o doente apneico ressona à medida que o tónus muscular da garganta diminui. A progressão do sono normal é previsível em vários aspectos. A nível comportamental, está associada à ausência geral de movimento que dura aproximadamente 8 horas. O limiar de resposta a sons e outros estímulos é elevado. Associado a este comportamento, segue-se uma sequência previsível de fases do sono. Estas são definidas principalmente pelos padrões electrográficos.

O sono normal é de dois tipos gerais:

1. Sono de movimento rápido dos olhos (REM).
2. Sono REM (Non-Rapid Eye Movement).

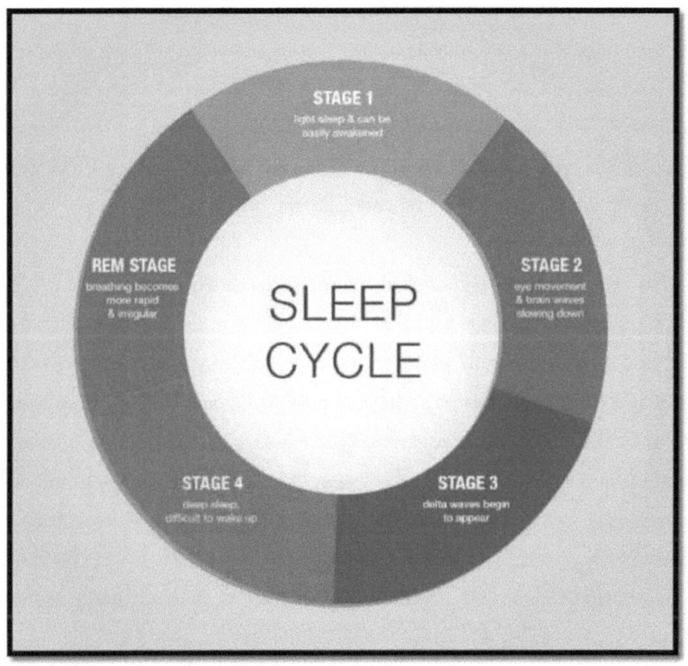

O sono NREM divide-se em quatro fases com base nas caraterísticas distintivas do padrão das ondas cerebrais. Em pessoas com sono normal, a fase inicial breve ou fase 1 do sono é substituída pelas fases 2, 3 e 4 numa sequência regular. O sono NREM é substituído pelo sono REM após cerca de 90 minutos, que é o período normal de latência do REM. O sono REM está associado a imagens mentais vívidas, a que chamamos sonhos. O primeiro episódio de sono REM é seguido por outra sequência de fases NREM e, em seguida, um regresso ao sono REM. Este padrão mantém-se durante o resto da noite. Os episódios de sono REM tornam-se mais longos à medida que a noite avança, ocorrendo também um aumento do número de movimentos oculares nos episódios mais longos. O sono NREM que se segue, especialmente na última metade da noite, limita-se principalmente à fase 2 do sono. A fase 1 é uma fase transitória do sono que ocorre geralmente no início do sono, pouco depois de um movimento corporal ou no final de um episódio de sono REM.

As fases 3 e 4 (sono delta) ocorrem apenas na primeira metade da noite. A pessoa com sono normal muda a posição do corpo mais frequentemente na preparação e após episódios de sono REM. O sono normal, no entanto, não está associado ao abandono da cama ou à permanência acordada e é geralmente livre de perturbações na sua sequência de fases. É mais provável que um episódio de sono REM termine após cerca de 8 horas de sono, contendo de quatro a cinco ciclos de sono NREM/REM.

➤ **Fisiologia do sono normal e consequências associadas**

Há uma ausência de tónus muscular esquelético (paralisia) no sono REM. Os padrões de ondas cerebrais assemelham-se aos do sono leve e, como o tónus muscular é reduzido, o colapso faríngeo é mais facilmente atingido, com possível agravamento da apneia do sono. O sono REM é induzido pela acetilcolina, enquanto a serotonina favorece o sono de ondas lentas. O sono é provavelmente controlado a vários níveis, desde o prosencéfalo até ao tronco cerebral, à semelhança da respiração. Os reflexos espinhais e o tónus muscular esquelético estão diminuídos no sono NREM e ainda mais deprimidos no sono REM. A incapacidade de manter esta inibição resulta na perturbação comportamental do sono REM. No entanto, ocorrem normalmente explosões periódicas de atividade motora com a duração de alguns segundos, uma vez que a inibição tónica do sono REM é momentaneamente ultrapassada. Estes eventos fásicos estão normalmente associados ao sono REM e à variabilidade autonómica, incluindo irregularidades respiratórias.[38]

➤ **Síndromes de apneia do sono**

A apneia do sono, quer produza uma queixa de sonolência diurna excessiva ou insónia, é uma doença grave e potencialmente fatal.

Existem vários subtipos clínicos importantes de síndromes de apneia do sono. Estes incluem:

1) Apneia obstrutiva do sono das vias respiratórias superiores
2) Apneia central do sono,
3) Apneia mista,
4) Síndrome de Pickwickian,

5) Síndrome de Morte Súbita do Lactente e Síndrome de Resistência das Vias Aéreas Superiores.[38]

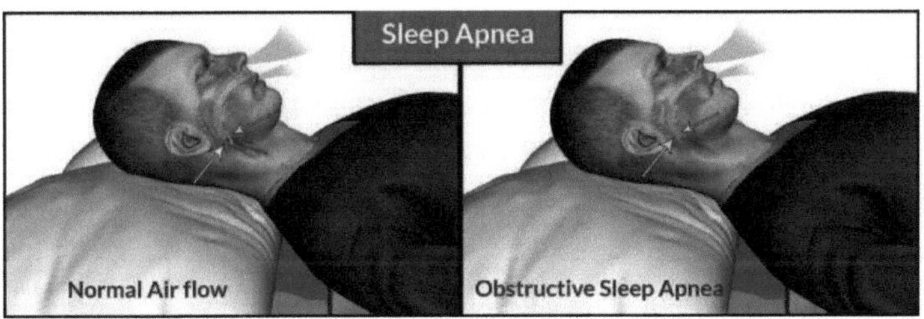

SINTOMAS CLÍNICOS COMUNS E OUTROS ACHADOS NAS SÍNDROMES DE APNEIA DO SONO:

As descrições clínicas que se seguem foram obtidas a partir de perguntas repetidas a doentes adultos e às suas famílias, especialmente aos cônjuges dos doentes adultos e aos pais dos doentes mais jovens.[11]

1. Ressonar:

Na maioria dos doentes, o primeiro sintoma clínico foi o ressonar excessivamente alto. Enquanto muitos indivíduos com respiração normal durante o sono podem apresentar roncos nasais ligeiros e intermitentes, os doentes com apneia do sono apresentam roncos faríngeos altos, associados a roncos e interrompidos por silêncios (períodos apneicos) de 20 segundos ou mais.

2. Comportamento anormal durante o sono:

É evidente que o comportamento anormal durante o sono é uma caraterística muito proeminente da síndrome. Vários movimentos anormais são observados em associação com episódios repetitivos de apneia do sono, ocorrendo antes da retomada da respiração em cada caso. Esses movimentos variam desde um único e pequeno movimento de ambas as mãos ou braços, semelhante a um tremor de flapping, até movimentos maiores e mais generalizados de ambos os membros superiores e inferiores. Os doentes com apneia do sono também podem apresentar sonambulismo. Este comportamento surge geralmente após uma série de episódios apneicos repetitivos, altura em que o doente se levanta e se afasta da cama, sem reagir a estímulos que o despertem. Estes episódios foram descritos por testemunhas como terminando abruptamente quando o doente desmaia na cama ou cai no chão. Mesmo depois de o doente cair no chão, o sono é frequentemente ininterrupto e o doente pode permanecer no chão durante o resto da noite. Foram registados ferimentos; um doente partiu o pulso desta forma e vários feriram-se repetidamente.

3. **Estados alterados de consciência:**

Quando se tenta despertar, os doentes muitas vezes não respondem nem mesmo a estímulos dolorosos e, se o doente é finalmente despertado, apresenta normalmente desorientação temporal e espacial e dificuldades de perceção visual. Dificuldades cognitivas semelhantes podem também aparecer depois de acordar de manhã, altura em que os doentes se queixam de uma "mente enevoada" e da incapacidade de se lembrarem dos acontecimentos do dia anterior.

4. **Enurese nocturna:**

Um elemento parece ser peculiar à enurese nocturna em todos os casos: o xixi na cama reaparece após o treino completo da higiene nocturna. Os exames urológicos completos foram negativos nas crianças mais velhas e nos adultos que procuraram tratamento para a enurese nocturna antes de consultarem a Clínica do Sono.

5. **Dores de cabeça matinais:**

Cerca de metade dos doentes (crianças e adultos) com síndrome da apneia do sono das vias respiratórias superiores queixam-se de cefaleias matinais repetidas, geralmente frontais, mas por vezes difusas. As cefaleias estão presentes quando os doentes acordam de manhã e contribuem para a mente "enevoada" e a sensação geral de mal-estar. Em geral, as cefaleias dissipam-se várias horas após o despertar.[11]

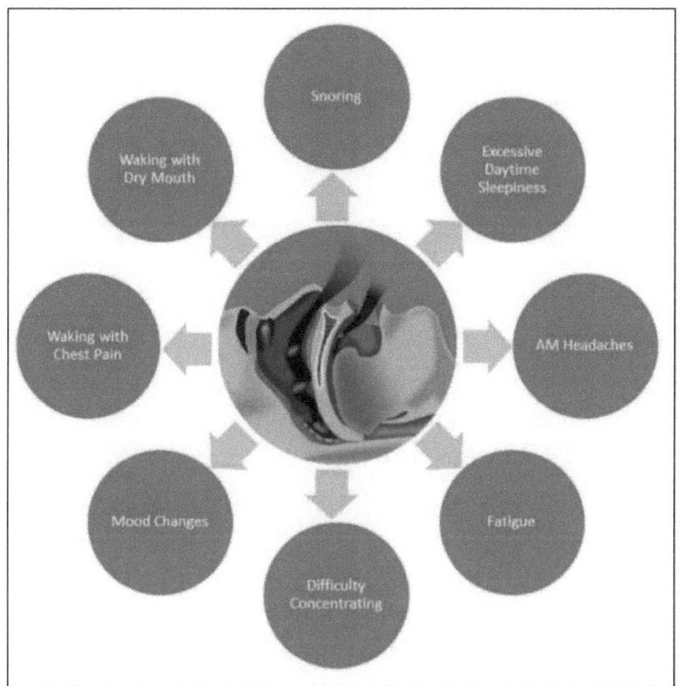

RESPIRAÇÃO DURANTE O SONO EM PACIENTES COM APNEIA DO SONO:

O doente com apneia do sono típico tem centenas de episódios apneicos repetitivos ou periódicos numa única noite. Dependendo da duração do período de sono e da duração dos episódios individuais, o intervalo habitual situa-se entre 200 e 500. Os valores máximos e mínimos da PaO2 e da PaCO2 dependem principalmente da duração de um episódio de apneia e também do tipo de apneia. Tornou-se claro que a PaO2 cai mais rapidamente na apneia do sono das vias aéreas superiores do que na apneia do sono central. A relação entre as alterações da função respiratória e as alterações do estado de sono sugere outro fator que pode ser importante para a compreensão da síndrome da apneia do sono.

Outro fator importante é o tipo de apneia que os doentes apresentam durante o sono. Nos doentes com apneia do sono, todos os três tipos de apneias (central, das vias aéreas superiores e mista) são observados durante cada noite, embora a proporção dos tipos de apneias varie de doente para doente. Tem havido uma tendência para assumir que as apneias que envolvem a paragem diafragmática resultam diretamente de um defeito do SNC, enquanto as apneias das vias aéreas superiores resultam de uma obstrução periférica. Vários investigadores demonstraram que a apneia do sono das vias aéreas superiores pode existir em doentes nos quais não é possível detetar qualquer causa de obstrução durante a vigília. Existem algumas provas de que a hipóxia secundária, a hipercapnia e a acidose podem agravar a perturbação da função respiratória durante o sono. Um dos tratamentos mais eficazes das síndromes de apneia do sono com predominância de apneia das vias aéreas superiores é a inserção de uma válvula traqueal permanente, fechada durante o dia e aberta à noite para contornar o problema faringolaríngeo.[11]

ANORMALIDADES HEMODINÂMICAS E CARDÍACAS NAS SÍNDROMES DE APNEIA DO SONO:

A hipertrofia do coração direito e a insuficiência cardíaca congestiva são consideradas parte da síndrome de Pickwick. Do mesmo modo, a obstrução crónica da nasofaringe ou a hipertrofia das adenóides e das amígdalas podem levar ao cor pulmonale nas crianças. A partir de registos noturnos da pressão arterial pulmonar e sistémica, Coccagna et al sugeriram que a apneia induzida pelo sono com hipersónia ("hipersónia com respiração periódica"), que ocorre regularmente durante o sono ao longo de um período de anos, pode ser responsável pelo desenvolvimento de cor pulmonale. O aumento da pressão arterial pulmonar surgiu com os esforços inspiratórios vigorosos realizados contra uma via aérea fechada durante os episódios de apneia do sono das vias aéreas superiores. Ocorreram grandes oscilações da pressão intratorácica. Foram observados episódios de paragem sinusal, assistolia até 6,4 segundos, bloqueio cardíaco e taquicardia ventricular.[11]

ÍNDICE DE APNEIA E HIPOPNEIA

A SAOS é um dos problemas de saúde mais significativos nas pessoas de meia-idade e conduz à sonolência diurna e a deficiências cognitivas, bem como a muitas doenças sistémicas. É uma doença altamente prevalente, estimando-se que pelo menos 4% dos homens de meia-idade e 2% das mulheres de meia-idade sejam afectados. O diagnóstico da SAOS é essencialmente efectuado através da história do doente, do exame clínico e de algumas medidas antropométricas. A polissonografia (PSG) ajuda a estabelecer um diagnóstico definitivo. A PSG efectuada durante a noite em laboratório é a mais utilizada para confirmar ou refutar uma suspeita de SAOS. No entanto, a disponibilidade limitada da PSG em laboratório, o seu custo elevado e o facto de consumir muito tempo e mão de obra são as suas desvantagens. As listas de espera das clínicas do sono para a PSG são bastante longas, e é difícil realizar a PSG em todos os pacientes com suspeita de SAOS. Assim, têm sido realizados muitos estudos com o objetivo de diagnosticar a SAOS através de achados clínicos e testes facilmente aplicáveis. Com este objetivo, foram desenvolvidas fórmulas de previsão clínica multivariada utilizando modelação matemática para avaliar a PSG ambulatória, a PSG de sesta ou de meia-noite, a análise morfométrica, os sintomas auto-relatados e os questionários. Embora os modelos de previsão declarados que utilizam a regressão logística tenham uma sensibilidade elevada (mais de 85%), a sua especificidade é baixa (menos de 55%). Dada a necessidade de um método de diagnóstico de baixo custo e menos demorado, este estudo tem como objetivo avaliar os valores preditivos dos sintomas e dos achados antropométricos, laboratoriais e do exame físico, a fim de determinar uma fórmula para detetar mais precocemente a SAOS nos doentes e reduzir a densidade de PSG em constante aumento nos nossos centros de sono.[46]

Material e métodos

1. População do estudo

Neste estudo observacional, avaliámos retrospetivamente 390 indivíduos consecutivos, não selecionados, que foram encaminhados para o laboratório do sono de um hospital universitário para avaliação de presumíveis distúrbios respiratórios do sono e que tinham sido submetidos a PSG. Cada indivíduo incluído neste estudo foi encaminhado ao laboratório do sono pelo departamento de otorrinolaringologia após exame detalhado do ouvido, nariz e garganta, realizado pelo mesmo especialista. Foram avaliados os dados demográficos (idade, sexo, história de tabagismo e consumo de álcool e drogas psicotrópicas), medidas antropométricas (altura, peso, índice de massa corporal e circunferências do pescoço, cintura e anca) e história clínica.

O IMC, o método mais comummente utilizado para medir a obesidade, foi calculado dividindo o peso em quilogramas pelo quadrado da altura em metros (kg/m^2). O perímetro do pescoço foi medido em centímetros ao nível da membrana cricotiroideia. O perímetro da cintura foi medido em centímetros ao nível da crista ilíaca. O perímetro da anca foi medido em centímetros enquanto os doentes estavam de pé, com os pés bastante próximos e ao nível do ponto onde foi medido o perímetro máximo das nádegas.

Após questionar os doentes sobre as suas queixas, surgiram os seguintes parâmetros: ressonar, apneia testemunhada, existência de obstrução nasal, tabagismo e consumo de álcool. A sonolência diurna subjectiva foi avaliada utilizando a versão turca da Escala de Sonolência de Epworth (ESS). Pontuações superiores a 10 foram consideradas como sonolência. Foram efectuados testes de função pulmonar (incluindo espirometria e curvas de volume de fluxo), radiografias do tórax, oxímetros de pulso em policlínicas para avaliar a saturação periférica de oxigénio (oxímetro de pulso plus MED, plus 50- DL, Contec Medical Systems), análise de gases no sangue arterial e uma PSG laboratorial de noite inteira em todos os indivíduos.

2. Exame do ouvido, nariz e garganta

O exame físico otorrinolaringológico detalhado foi realizado pelo mesmo especialista. Os parâmetros obtidos nesses exames foram incluídos nas avaliações estatísticas e incluíram os seguintes protrusão e retrusão das mandíbulas, tamanho das amígdalas, relação entre o palato mole e a posição neutra da língua, tamanho da base da língua, desvio do septo nasal, tamanho dos cornetos inferiores, exame endoscópico da cavidade nasal e da nasofaringe com endoscópio rígido de 0°, exame endoscópico da laringe e da hipofaringe com endoscópio rígido de 70° (4 mm, 18 cm, Korl Storz Hopkins, Tuttlingen, Alemanha).[53]

O retrognatismo mandibular foi avaliado de acordo com a posição do pogónio, quando se considera a linha virtual imaginária entre a linha do vermelhão e o mento, num paciente sentado na posição horizontal de Frankfort. O exame da cavidade oral iniciava-se com a inspeção da posição relativa do palato duro e do palato mole em relação à língua no interior da boca, sem protrusão, utilizando o índice de Mallampati modificado (IMM), variando de Classe I a Classe IV, sendo que a Classe I representa a maior visibilidade (sendo visíveis as amígdalas, os pilares e o palato mole) e a Classe IV representa o menor nível de visibilidade (sendo visível apenas o palato duro) da orofaringe posterior. As amígdalas foram classificadas por grau de acordo com a hipertrofia, do Grau I ao Grau IV, da seguinte forma: amígdalas na fossa tonsilar e pouco visíveis atrás dos pilares anteriores eram Grau I, amígdalas que ocupavam 25% da orofaringe eram Grau II, amígdalas que ocupavam 50% da orofaringe eram Grau III e amígdalas que ocupavam pelo menos 75% da orofaringe eram Grau IV, se encontrassem na linha média. O tamanho da base da língua foi classificado entre os Graus 1 e 3. A língua foi classificada como Grau 1 quando a valécula era parcialmente visível em um exame com endoscópio rígido de 70°, enquanto a língua estava em posição fácil dentro da boca; foi classificada como Grau 2 quando a valécula era invisível e a base da língua tocava a epiglote; e quando a base da língua empurrava a epiglote, foi classificada como Grau 3. O exame nasal foi realizado por meio de rinoscopia anterior e endoscópio rígido de 0°, e as vias nasais internas foram avaliadas após pesquisa de patologias, como desvio de septo, hipertrofia de cornetos e lesões obstrutivas intranasais, como pólipos. A movimentação das lesões obstrutivas e das cordas vocais na laringe e na hipofaringe foi avaliada após exame da laringe com endoscópio rígido de 70°.

3. Polissonografia

Todos os indivíduos foram submetidos a uma PSG de diagnóstico completa durante a noite no laboratório (Compumedics E Series, Austrália ou Alice 5 Diagnostic Sleep System, Philips, Respironics, EUA). Os eléctrodos de eletroencefalografia foram posicionados de acordo com o sistema internacional 10-20. A PSG consistiu na monitorização do sono por eletroencefalografia, electrooculografia, eletromiografia, fluxo de ar e esforço muscular respiratório e incluiu medidas do ritmo eletrocardiográfico e da saturação de oxigénio no sangue. Para identificação de apneias e hipopneias foram utilizados pletismógrafo toracoabdominal, termistor de temperatura oronasal e sistema transdutor de pressão da cânula nasal. Foi utilizado um oxímetro de pulso transcutâneo para medir a saturação de oxigénio. O sono foi registado e classificado de acordo com o método padrão. O IAH foi a soma do número de apneias e hipopneias por hora de sono. A SAOS foi definida como um IAH de 5 eventos/h e a presença de sintomas clínicos, por exemplo, sonolência diurna excessiva, ronco alto, apneias testemunhadas e engasgos noturnos, ou IAH de 15 eventos/h sem quaisquer sintomas de SAOS. Além disso, um IAH <5 eventos/h foi considerado dentro dos limites normais. Não foram realizados estudos de noite dividida.

Resultado

Alguns estudos têm demonstrado que dados baseados na história clínica e nos achados do exame físico podem ser úteis para detetar a SAOS em pacientes. Hoffstein e Szalai obtiveram uma sensibilidade de 60% e uma especificidade de 63% na deteção de SAOS em pacientes, em um estudo que incluiu 594 pacientes e teve como objetivo analisar a relevância estatística de dados relacionados à história clínica e ao exame físico. No nosso estudo, para predizer o IAH, foi encontrada uma fórmula clínica com poder explicativo de 0,682 que incluía os seguintes parâmetros: índice de massa corporal, circunferência do pescoço, circunferência da cintura, saturação periférica de oxigénio e tamanho das amígdalas. A apneia do sono, apesar de ser o motivo mais comum para a SDE, não foi considerada uma caraterística clínica útil para detetar a SAOS nos pacientes. Nesta análise, foram encontrados parâmetros úteis em termos de índice de massa corporal (IMC), circunferência da cintura (CC), circunferência do pescoço (CP), saturação de oxigénio medida por oximetria de pulso (SpO2) e tamanho das amígdalas (TS) para prever o IAH.

A fórmula derivada desses parâmetros foi o IAH previsto = $(0{,}797 \times \text{IMC}) + (2{,}286 \times \text{NC}) - (1{,}272 \times \text{SpO2}) + (5{,}114 \times \text{TS}) + (0{,}314 \times \text{WC})$. Conclusões. Este estudo mostrou uma forte correlação entre o escore do IAH e indicadores de obesidade. Essa fórmula, em termos de predição do IAH para pacientes que se queixam de ronco, apneias presenciadas e sonolência diurna excessiva, pode ser usada para prever a SAOS antes da PSG e evitar PSG desnecessária.[53]

APNEIA OBSTRUTIVA DO SONO

Apneia em grego significa "sem respiração". **A apneia do sono** é exatamente o que parece: dormir sem respirar.

Por definição, a apneia é a paragem do fluxo de ar pelo nariz ou pela boca durante pelo menos 10 segundos.

A hipopneia é uma redução de 30% a 50% do fluxo de ar durante pelo menos 10 segundos e uma dessaturação de oxigénio de pelo menos 2% a 4% .[10]

O Índice de Apneia (IA) é o número de episódios de apneia por hora de sono.

O número total de episódios de apneia e hipopneia por hora de sono é designado por Índice de Apneia e Hipopneia (IAH) ou Índice de Perturbação Respiratória (IDR).

A síndrome da apneia obstrutiva do sono é o tipo mais comum, um distúrbio respiratório bem reconhecido caracterizado pela obstrução parcial ou total das vias aéreas superiores durante o sono, causando apneia e hipopneia e, em última análise, dessaturação de oxigénio da hemoglobina.

A apneia obstrutiva do sono é também definida como uma média de, pelo menos, 10 episódios de apneia e hipopneia por hora de sono, que conduz a uma sonolência diurna excessiva devido a uma fragmentação acentuada do sono. A AOS é caracterizada por um IAH de 10 ou mais.[38]

A gravidade da apneia do sono depende da frequência com que a respiração é interrompida. Os valores médios seguintes podem ser utilizados como orientação:

- **Normal** - menos de cinco interrupções por hora.
- **Limítrofe** - 5 a 15 interrupções por hora.
- **Apneia do sono ligeira** - entre 15 e 30 interrupções por hora.
- **Apneia do sono moderada** - entre 30 e 50 interrupções por hora.
- **Apneia do sono grave** - mais de 50 interrupções por hora.

Normalmente, os médicos calculam o IAH durante um estudo do sono, ou polissonografia, que monitoriza as ondas cerebrais, os níveis de oxigénio no sangue, o ritmo cardíaco e a respiração durante o sono. A polissonografia é geralmente realizada num laboratório do sono, mas alguns podem conseguir realizar uma versão simplificada em casa.

Embora o IAH seja a principal medida para diagnosticar a AOS, o médico pode analisar outros indicadores para compreender melhor a gravidade da sua AOS. Por exemplo, o índice de dessaturação de oxigénio (ODI) mede quantas vezes por hora, em média, os seus níveis de oxigénio no sangue ficam abaixo do normal durante 10 segundos ou mais. Outra métrica importante, especialmente para as crianças, é o nível de dióxido de carbono no sangue. Um nível elevado de dióxido de carbono pode surgir devido a um longo período de respiração abaixo da capacidade total, mesmo que as vias respiratórias não estejam completamente bloqueadas.

A gravidade da apneia do sono depende da frequência com que a respiração é interrompida. As seguintes médias podem ser utilizadas como guia:

- **Normal** - menos de cinco interrupções por hora.
- **Limítrofe** - 5 a 15 interrupções por hora.
- **Apneia do sono ligeira** - entre 15 e 30 interrupções por hora.
- **Apneia do sono moderada** - entre 30 e 50 interrupções por hora.
- **Apneia do sono grave** - mais de 50 interrupções por hora.

Embora as categorias não sejam tão padronizadas como para os adultos, a maioria dos especialistas em sono considera que o sono infantil se enquadra em três categorias:

- **Ligeira:** As crianças com um IAH de um a cinco eventos por hora podem ser diagnosticadas com apneia do sono ligeira.
- **Moderada:** As crianças com um IAH de seis a 10 eventos por hora podem ser diagnosticadas com apneia do sono moderada.
- **Grave:** As crianças com um IAH superior a 10 eventos por hora podem ser

diagnosticadas com apneia do sono grave.

	ADULT AHI	**PEDIATRIC AHI**
Mild OSA	≥ 5 to < 15 events per hour	≥ 1 to ≤ 5 event per hour
Moderate OSA	≥ 15 to < 30 events per hour	> 5 to ≤ 10 events per hour
Severe OSA	≥ 30 events per hour	> 10 events per hour

Embora o IAH possa ajudar os médicos a diagnosticar a AOS, não tem em conta todos os factores que podem indicar a gravidade ou a existência da AOS.

A maioria dos especialistas concorda com a definição padrão de uma apneia como uma redução do fluxo de ar de pelo menos 90%. As hipopneias são mais subjectivas, uma vez que ocorrem quando as vias respiratórias entram parcialmente em colapso. Consequentemente, não existe uma medida padrão para o que é considerado uma hipopneia.

Existem vários subtipos clínicos importantes de síndromes de apneia do sono. Estes incluem:

1) Apneia obstrutiva do sono das vias respiratórias superiores
2) Síndrome de Pickwickian,
3) Síndrome de morte súbita do lactente e

4) Síndrome de Resistência das Vias Aéreas Superiores.

A apneia é definida como uma paragem do fluxo de ar que dura pelo menos 10 segundos. A hipopneia é definida como uma redução significativa (30%) do fluxo de ar com uma duração igual ou superior a 10 segundos.[31]

A Academia Americana de Medicina do Sono (AASM) classifica o número médio de eventos de apneia obstrutiva do sono por hora como índice de dificuldade respiratória (IDR). Um RDI de 0 a 5 é normal; 5 a 20 é ligeiro; 20 a 40 é moderado e mais de 40 é considerado grave.

A apneia central do sono (ACS) ocorre quando o cérebro não consegue enviar os sinais adequados aos músculos respiratórios para iniciar a respiração. É frequentemente secundária a doenças do sistema nervoso central, como enfartes e infecções que envolvem o tronco cerebral, ou devido a doenças neuromusculares que envolvem os músculos respiratórios.

A apneia do sono, quer produza uma queixa de sonolência diurna excessiva ou insónia, é uma doença grave e potencialmente fatal.[31]

INCIDÊNCIA E PREVALÊNCIA

A AOS ocorre em todos os grupos etários, embora a incidência seja mais elevada nas pessoas de meia-idade e seja mais comum nos homens do que nas mulheres, afectando 9% das mulheres e 24% dos homens entre os 30 e os 60 anos. No entanto, a prevalência aumenta drasticamente com a idade, estimando-se que seja de 28% a 67% nos homens idosos e de 20% a 54% nas mulheres idosas.

A incidência de SAOS em crianças é de 1% a 3%.

Estima-se que 2 a 4% dos homens e 1 a 2% das mulheres da população em geral sejam afectados pela AOS **[A Systematic Review of Oral Myofunctional Therapy for Future Treatment in Pediatric Obstructive Sleep Apnea (OSA) Harun Achmad2020]**, mas a prevalência é mais elevada em algumas categorias, como os doentes obesos e os que sofreram um AVC **[Obstructive sleep apnea and orthodontics: An American Association of Orthodontists White Paper Rolf G. Behrens 2019]**. Nos Estados Unidos da América, a prevalência estimada de AOS em adultos de meia-idade é de 10% para AOS ligeira, 3,8% para AOS moderada e 6,5% para AOS grave. No entanto, estima-se que cerca de 80% a 90% dos doentes dos EUA com AOS não são diagnosticados devido à pouca sensibilização para esta doença por parte do público em geral e dos profissionais de saúde **[Obstructive sleep apnea treatment in adults Hong-Po Chang 2020]**.

No entanto, a prevalência aumenta drasticamente com a idade, estimando-se que seja de 28% a 67% nos homens idosos e de 20% a 54% nas mulheres idosas.

A incidência da SAOS em crianças é de 1% a 3%. **[Atualização sobre a Síndrome da Apneia Obstrutiva do Sono - Uma Revisão da Literatura Alexandra Lorina Platon 2023]**

ETIOLOGIA

Pensa-se que a etiologia do estreitamento da via aérea faríngea resulta de uma combinação de

1. Factores anatómicos
2. Factores fisiopatológicos
3. Condições patológicas (específicas do local)
4. Anomalias pediátricas que causam obstrução das vias respiratórias
5. Outros factores

➢ **Factores anatómicos:**

As alterações anatómicas podem reduzir o espaço aéreo em doentes com AOS moderada a grave e incluem

1. Maxilas e mandíbulas posicionadas posteriormente
2. Planos oclusais íngremes
3. Dentes anteriores excessivamente erupcionados
4. Grandes ângulos goníacos
5. Mordeduras abertas anteriores em associação com línguas longas
6. Paredes da faringe situadas posteriormente
7. Mandíbulas retrognatas
8. Língua e palato mole grandes
9. Grandes volumes de vias aéreas, e
10. Discrepâncias anteroposteriores entre a maxila e a mandíbula.

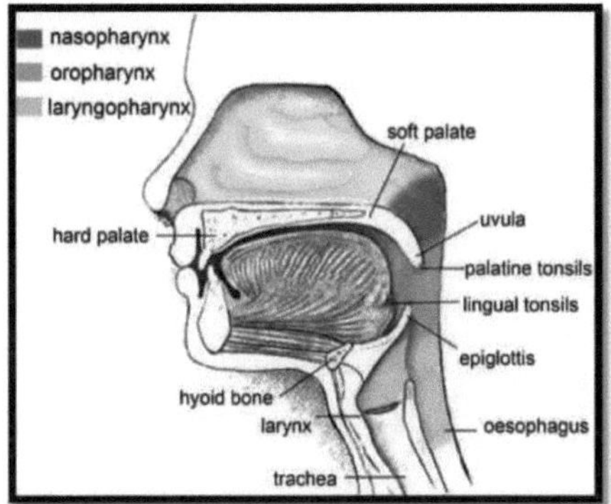

Vista sagital das cavidades nasal e oral.
Fonte: Figura cortesia de Cleto A.
Kushida, MD, PhD.

➢ **Factores fisiopatológicos:**

1. Fraqueza dos músculos da faringe causada por doenças neuromusculares
2. Discoordenação dos músculos respiratórios durante a inspiração causada por doenças neurológicas degenerativas e doenças do tronco cerebral.

➢ **Condições patológicas (específicas do local)**

- Nariz

1. Desvio de septo
2. Polipose
3. Hematoma septal
4. Deslocação septal
5. Rinite
6. Hipertrofia da concha

•Nasofaringe

1. Carcinoma
2. Hipertrofia adenoideana

3. Linfoma
4. Estenose
5. Retalho faríngeo
6. Papilomatose

•Boca e orofaringe

1. Amígdalas hipertrofiadas
2. Palato e úvula alongados e/ou espessos
3. Linfoma das amígdalas
4. Cisto lingual
5. Hipertrofia das amígdalas linguais
6. Macroglossia - Acromegalia
7. Micrognatia - Congénita ou adquirida.
8. Lipoma do pescoço
9. Síndrome de Hunter
10. Síndrome de Hurler
11. Queimadura da cabeça e do pescoço Papilomatose

•Laringe

1. Edema da epiglote
2. Paralisia das cordas vocais Laringomalácia
3. Colapso das pregas epiglóticas

➢ **Anomalias pediátricas que causam obstrução das vias respiratórias:**

- **Nariz**

1. Atresia das coanas
2. Polipose
3. Cisto dermoide
4. Tumores - Gliomas, teratomas, histiocitomas fibrosos, encefaloceles
5. Corpos estranhos

- **Nasofaringe**

1. Hipertrofia adenoideana
2. Estenose
3. Retalho faríngeo para fenda palatina
4. Tumores

- **Boca e orofaringe**

1. Amígdalas hipertrofiadas
2. Macroglossia devido a hemangioma lingual
3. Macroglossia devido a linfangioma lingual
4. Micrognatia
5. Epignato
6. Anquilose da articulação temporomandibular

- **Laringe**

1. Atresia traqueal
2. Lesões intrínsecas da traqueia
3. Compressão extrínseca (bócio)
4. Teias laríngeas e traqueais
5. Doenças de Kimura

- Outros factores:

1. Obesidade
2. O álcool, sobretudo à noite, que relaxa os músculos da garganta e dificulta a reação do cérebro aos distúrbios respiratórios do sono.
3. Medicamentos, tais como comprimidos para dormir e sedativos .[12,14]

CARACTERÍSTICAS CLÍNICAS

A elevada incidência da apneia obstrutiva do sono (AOS) só recentemente recebeu a atenção que merece, em parte porque os sinais e sintomas deste distúrbio do sono em particular foram ignorados ou tratados sem ter em conta a sua origem.

Os sintomas começam geralmente de forma insidiosa e estão frequentemente presentes durante anos antes de o doente ser encaminhado para avaliação.

- **Sintomas noturnos**

  - O ressonar é normalmente alto, habitual e incómodo para os outros. É um incómodo comum, que afecta até 25% dos homens adultos, e resulta da vibração dos tecidos moles das vias respiratórias superiores durante a inspiração devido ao aumento da velocidade do ar, que é causado por uma diminuição do tamanho do espaço das vias respiratórias. Estudos recentes demonstraram que o ressonar é frequentemente significativo do ponto de vista médico, uma vez que quase todos os doentes com AOS também ressonam. No entanto, os doentes que ressonam podem ou não ter também apneia do sono.
  - Apneias testemunhadas que muitas vezes interrompem o ressonar e terminam com um ronco
  - Sensações de arfar e de asfixia que despertam o doente do sono
  - Sono agitado, com os doentes a queixarem-se frequentemente de despertares frequentes e de se mexerem/voltarem durante a noite
  - Outros sintomas noturnos incluem diaforese, refluxo esofágico com azia e laringoespasmo subsequentes, noctúria frequente, boca seca, baba e, raramente, enurese.[2]

- **Sintomas diurnos**

  - Acordar sem se sentir revigorado
  - Garganta seca ou dor de garganta
  - Irritabilidade, depressão, impotência ou redução da libido e cefaleias

matinais são outras manifestações clínicas diurnas típicas; no entanto, as cefaleias matinais são sobrevalorizadas como um marcador de SAOS.

- Sonolência diurna excessiva que começa normalmente durante actividades calmas (por exemplo, ler, ver televisão): À medida que a gravidade se agrava, os doentes começam a sentir-se sonolentos durante actividades que geralmente requerem atenção (por exemplo, escola, trabalho, condução).

➢ **Sinais clínicos:**

Os achados orofaríngeos podem incluir:

o Um palato mole e uma úvula alongados

o Um palato muito arqueado

o Edema e eritema dos pilares peritonsilares, da úvula, do palato mole ou da orofaringe posterior;

o Mucosa faríngea redundante; e

o Língua e amígdalas aumentadas

o Uma glândula tiroide aumentada ou uma infiltração gordurosa proeminente no pescoço sugerem que o excesso de tecido adiposo retrofaríngeo está a contribuir para a obstrução das vias aéreas superiores durante o sono.[2,10]

➢ CARACTERÍSTICAS CLÍNICAS DA OSA EM CRIANÇAS

Sintomas noturnos:

- Ressonar alto
- Dificuldade/interrupção da respiração
- Sono agitado
- Postura durante o sono (pescoço esticado ou posição de bruços com as nádegas para cima)
- Suores noturnos

- **Sintomas diurnos**
  - Sonolência diurna excessiva
  - Dificuldades comportamentais e de aprendizagem
  - Rinorreia crónica

Doença recorrente do ouvido médio

- **Sinais clínicos**

Falha em prosperar

Voz hiponasal

Respiração pela boca

Faces adenoides

Amígdalas dilatadas

Pectus excavatum.[2,10]

FISIOPATOLOGIA

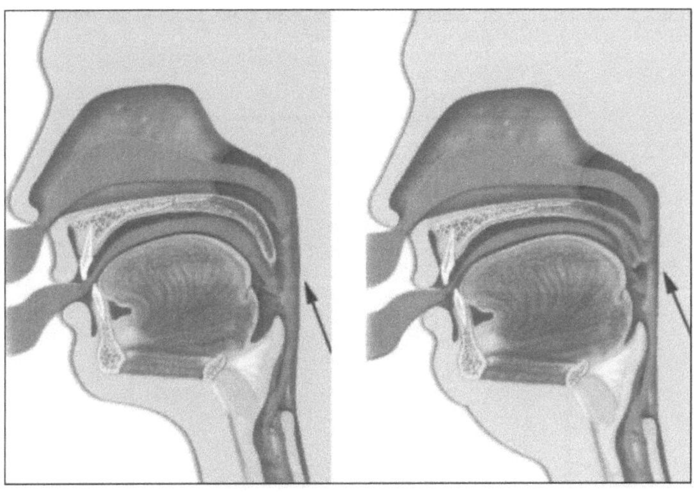

1: Espaço das vias aéreas superiores de um doente com anatomia normal, com passagem de ar sem restrições através das vias aéreas superiores

2: O espaço aéreo superior de um doente que ressona demonstra o fecho parcial do espaço aéreo entre a língua e a parede posterior da faringe e a vibração simulada da úvula.

A obstrução das vias respiratórias provoca um ou mais eventos de apneia e/ou hipopneia e resulta na redução do fluxo de ar para os pulmões, produzindo hipoxemia que, eventualmente, faz com que o doente desperte o suficiente para retomar a respiração. Este despertar é uma interrupção do sono do doente, embora muitas vezes não seja suficientemente grave para o acordar completamente. Os doentes com apneia grave têm até 1 minuto de apneia, produzindo uma hipoxemia significativa antes de ocorrer o despertar. Podem apresentar ciclos repetidos de sono/despertar durante a noite. A maioria destes doentes também apresenta ressonar alto que pode causar um despertar independente do causado pela hipoxemia. As interrupções do sono/despertar causadas pela apneia e pelo ressonar resultam numa diminuição da quantidade e/ou má qualidade do sono e, frequentemente, numa queda prolongada e significativa dos níveis de oxigénio no sangue.

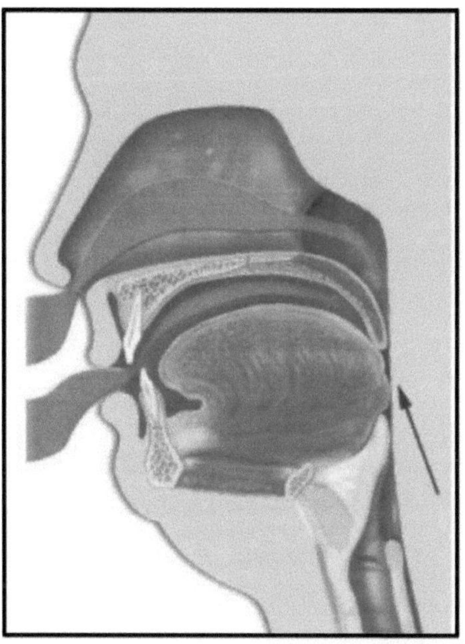

A anatomia da via aérea superior de um doente com AOS revela o encerramento completo do espaço aéreo O estreitamento ou encerramento pode ocorrer num ou mais locais de uma via aérea superior instável (ou seja, na velofaringe, orofaringe ou hipofaringe). A disfunção das vias aéreas superiores e os locais específicos de estreitamento ou encerramento são influenciados pelo tónus neuromuscular subjacente, pela sincronia dos músculos das vias aéreas superiores e pela fase do sono. Estes eventos são geralmente mais proeminentes durante o sono de movimento rápido dos olhos (REM) devido à hipotonia dos músculos das vias aéreas superiores caraterística desta fase do sono.

Músculos como o genioglosso e o tensor do véu palatino podem ter uma atividade aumentada nos doentes com AOS acordados, ajudando assim a manter a forma da via aérea superior. No entanto, quando o doente assume uma posição supina e adormece, há uma diminuição da atividade dos músculos genioglosso e tensor do véu palatino, o que resulta numa diminuição do espaço da via aérea. Esta diminuição do tamanho da via aérea pode resultar num aumento da velocidade do ar que passa através da via aérea, aumentando o grau de pressão sub atmosférica. A combinação do aumento da pressão negativa e da diminuição da atividade muscular permite que a língua e o palato mole se movam em direção à parede posterior da orofaringe e, frequentemente, entrem em contacto com ela, o que resulta numa diminuição do espaço aéreo. Se o bloqueio não for completo, o aumento da velocidade do fluxo de ar durante a inspiração e a expiração pode provocar a vibração dos tecidos moles, nomeadamente da úvula. Noutros doentes, esta combinação de pressão negativa, diminuição da atividade muscular e movimento da língua e do palato mole em direção à parede posterior da faringe resulta num bloqueio completo da via aérea. As condições resultantes podem ser o ressonar e/ou a AOS.

A fisiopatologia da obstrução das vias aéreas superiores em bebés e crianças é complexa. A via aérea pediátrica é mais suscetível à obstrução devido ao seu menor calibre, à diminuição do tónus muscular e à posição elevada da laringe. A apneia obstrutiva do sono ocorre quando a via aérea superior colapsa durante a respiração. A região mais facilmente colapsável no bebé humano é a entrada da laringe, seguida do nível das pregas ariepiglóticas. O suporte mecânico para essas áreas complacentes da via aérea superior é derivado dos músculos que circundam a faringe. Foi demonstrado que esse tónus muscular previne o colapso das vias aéreas durante a flexão do pescoço e também durante a inspiração. A contração dos músculos genioglosso e geniohióideo da língua também dilata a via aérea superior e torna-a mais rígida e resistente ao colapso por pressão negativa. A manutenção da via aérea faríngea depende, assim, de um equilíbrio dinâmico entre a força contrátil do diafragma, a resistência da via aérea superior (força de sucção da via aérea) e a força contrátil dos músculos dilatadores da via aérea (força de patência da via aérea). Tanto os factores funcionais como os anatómicos podem alterar o equilíbrio. O sono é o fator funcional mais óbvio que predispõe à obstrução das vias aéreas. Pensa-se que tal se deve a uma redução da atividade muscular das vias aéreas durante o sono, particularmente durante o sono REM. O despertar do sono tem um efeito estimulante potente sobre os músculos dilatadores das vias aéreas superiores. Pensa-se que este é o fator predominante responsável pela cessação espontânea dos episódios de apneia obstrutiva. Drogas como narcóticos, sedativos e álcool, e lesões do tronco cerebral, como a malformação de Arnold Chiari, podem exacerbar ou levar à SAOS ao deprimir a atividade de manutenção das vias aéreas. A principal causa de apneia obstrutiva do sono em crianças é a proeminência do tecido linfoide, que aumenta a carga de resistência das vias aéreas superiores. O estreitamento da abertura da via aérea nasal ou faríngea, como se observa em várias síndromes craniofaciais, pode deslocar a língua posteriormente e resultar numa obstrução. A doença neuromuscular pode causar hipotonia dos músculos da faringe e reduzir a permeabilidade das vias aéreas. A obesidade aumenta a resistência da faringe e pode diminuir a complacência torácica através da carga de massa da faringe, do tórax e do abdómen. A flexão do pescoço também pode predispor ao fechamento das vias aéreas. Foi demonstrado que alguns adultos com SAOS têm respostas ventilatórias anormais durante a vigília, mas uma disfunção ventilatória semelhante é mais duvidosa nas crianças. Um estudo recente de 20 crianças com SAOS não confirmou as respostas ventilatórias anormais através de técnicas de reinalação. No entanto, o número limitado de indivíduos e os casos relativamente mais ligeiros incluídos neste estudo impediram qualquer afirmação conclusiva.[13]

ASPECTOS NEUROPSIQUIÁTRICOS

A apneia obstrutiva do sono é uma doença comum que causa perturbações do sono e hipoxemia. Tanto os distúrbios do sono como a hipoxemia têm sido independentemente associados a alterações cognitivas e psiquiátricas. Assim, a AOS pode perturbar a memória, a concentração e o desempenho, bem como o humor e exacerbar a psicopatologia. O conhecimento destas manifestações pode ajudar o médico no diagnóstico e no tratamento dos doentes com AOS. Para além disso, várias doenças e condições neurológicas têm sido associadas à apneia do sono.

ALTERAÇÕES COGNITIVAS NA APNEIA DO SONO

A perturbação do sono e a hipoxémia têm sido implicadas no desenvolvimento de declínios cognitivos e de desempenho em doentes com apneia do sono. Quanto mais baixas forem as dessaturações de oxigénio, maior será o grau de comprometimento cognitivo. A hipoxemia está altamente correlacionada com a redução do estado de alerta diurno e com o aumento da sonolência diurna. Além disso, quanto maior for a hipoxemia, menor será a capacidade intelectual geral, a fluência verbal e o desempenho em testes executivos e psicomotores. Numerosos estudos demonstram que os doentes com apneia do sono têm um tempo de reação e uma concentração diminuídos. Seibler e colaboradores verificaram que o fluxo sanguíneo cerebral, estudado por Doppler trans craniano, aumentava durante as apneias obstrutivas e diminuía rapidamente após o fim dos eventos de apneia. O autor expressou a preocupação de que o stress vascular crónico causado pela AOS pudesse resultar em distúrbios microangiopáticos.

MANIFESTAÇÕES PSIQUIÁTRICAS DA APNEIA DO SONO

Um dos resultados mais inesperados de um tratamento bem sucedido tem sido a melhoria do estado de espírito dos cônjuges dos doentes. Espontaneamente, estes referem frequentemente que vivem agora com uma pessoa menos irritável ou menos deprimida. No entanto, também é evidente que nem todos os doentes com apneia são afectados desta forma.

EFEITOS SISTÉMICOS

As doenças cardiovasculares e cerebrovasculares são as doenças debilitantes e potencialmente fatais mais comuns no mundo industrializado. No entanto, as taxas de incidência e mortalidade destas doenças começaram recentemente a diminuir, em grande parte devido à identificação da sua fisiopatologia subjacente, à promoção de comportamentos preventivos e ao desenvolvimento de terapêuticas eficazes. No entanto, ainda há muito a fazer para reduzir ainda mais o peso destas doenças. A análise do potencial papel da apneia do sono na patogénese destas doenças é promissora para atingir este objetivo. Durante a última década, os esforços concertados de muitos investigadores em todo o mundo transformaram a nossa compreensão dos muitos mecanismos pelos quais a apneia do sono pode contribuir para a fisiopatologia e complicações das doenças cardiovasculares.

EFEITOS FISIOLÓGICOS AGUDOS

Como consequência das apneias obstrutivas repetitivas, as variáveis hemodinâmicas e a atividade autonómica cardiovascular oscilam entre as fases apneica e ventilatória. Os picos na frequência cardíaca e na pressão arterial ocorrem tipicamente 5-7 s após o término da apneia, coincidindo com o despertar do sono, o pico de ventilação e o nadir da SaO_2. Estes picos repetitivos contrariam a queda habitual da frequência cardíaca e da pressão arterial que acompanham o sono normal e pensa-se que contribuem para as consequências cardiovasculares adversas da apneia obstrutiva do sono (AOS).

Três caraterísticas fisiopatológicas chave da AOS dão origem a estas oscilações cardiovasculares anormais:

1. Geração de uma pressão intratorácica negativa exagerada contra a faringe ocluída.
2. Hipóxia, e
3. Despertares do sono.

Pressão intratorácica negativa - Os esforços inspiratórios ineficazes são uma caraterística das apneias obstrutivas. As oscilações exageradas de pressão intratorácica negativa daí resultantes aumentam a pressão transmural do ventrículo esquerdo (VE), aumentando a diferença entre as pressões extracardíaca e intracardíaca e, consequentemente, após a carga, mas sem aumentar a PA. Também aumenta o retorno venoso para o ventrículo direito, levando à sua distensão. O consequente deslocamento do septo interventricular para a esquerda pode impedir o enchimento diastólico do VE. Há também evidências de que a pressão intratorácica negativa exagerada durante a apnéia pode prejudicar o relaxamento do VE, o que poderia impedir ainda mais o enchimento do VE. A combinação do aumento da pós-carga do VE e da redução da pré-carga do VE leva a uma redução do volume sistólico durante as apneias obstrutivas que é proporcional à pressão intratorácica negativa gerada.

O feedback aferente vagal da insuflação pulmonar inibe o fluxo simpático, enquanto a apneia o desinibe. Assim, durante uma apneia, o fluxo vasoconstritor simpático para o músculo (MSNA) aumenta progressivamente desde o seu início até ao seu término devido à estimulação hipóxica progressiva. No entanto, durante a fase inicial de uma apneia obstrutiva, o MSNA é suprimido. Isto deve-se aos efeitos das apneias obstrutivas na atividade dos barorreceptores. A pressão intratorácica negativa faz com que a pressão aórtica intratorácica transmural aumente, o que ativa os barorreceptores aórticos e inibe o fluxo simpático. Por outro lado, há uma queda simultânea da PA devido à redução do volume sistólico, que suprime a atividade dos barorreceptores do seio carotídeo e tende a aumentar reflexivamente o fluxo simpático. Como a influência dos barorreceptores aórticos predomina, o efeito líquido é a supressão do MSNA. No final desses eventos, no entanto, o MSNA aumenta em resposta à hipóxia. Dependendo da força do estímulo hipóxico e da resposta vasoconstritora simpática, a PA pode, mas não invariavelmente, aumentar no final das apneias.

Hipóxia e hipercapnia - Durante as apneias obstrutivas, o efeito simpático-excitatório da hipoxia é amplificado pela apneia e pela retenção de CO_2. Isto resulta num aumento do tónus vasoconstritor simpático. No entanto, como discutido acima, estes efeitos simpatoexcitatórios não são activados até vários segundos após a apneia. Devido ao atraso circulatório entre o pulmão e os quimiorreceptores periféricos, a deteção da SaO_2 nadir que ocorre nos pulmões no final da apneia não é detectada nos corpos carotídeos até vários segundos depois. Como resultado, os efeitos vasoconstritores e cronotrópicos máximos da hipóxia relacionada com a apneia ocorrem durante a fase ventilatória pós-apneica e estão associados a picos na frequência cardíaca e na pressão arterial. Estes efeitos aumentam as exigências metabólicas do miocárdio face à redução do fornecimento de o2. Além disso, a hipóxia intermitente durante as apneias obstrutivas pode deprimir diretamente a contratilidade cardíaca, ou reduzir o desempenho cardíaco indiretamente, causando vasoconstrição pulmonar e aumentando a pressão arterial pulmonar. O grau de dessaturação durante cada apneia obstrutiva tem sido diretamente relacionado com a magnitude do aumento da pressão arterial após a apneia.

Para além da ativação simpática, existe mais um mecanismo que pode contribuir para o aumento da pressão arterial diurna após apneias nocturnas repetidas. Trata-se do efeito pressor da endotelina. A hipoxemia resulta num aumento dos níveis de produção de endotelina. A endotelina é um potente vasoconstritor. Em doentes não tratados, 4-5 horas de apneias nocturnas repetidas resultam em aumentos significativos da endotelina e da pressão arterial. O tratamento da AOS durante as 4 horas seguintes reduz drasticamente a pressão arterial e os níveis de endotelina quando o indivíduo está acordado. Uma vez que a endotelina tem efeitos hipertensivos sustentados que persistem durante várias horas, a libertação de endotelina mediada pela hipoxemia durante o sono pode resultar numa elevação sustentada da pressão arterial durante o dia em doentes com apneia obstrutiva.

Uma terceira contribuição potencial para a vasculopatia na AOS é a disfunção endotelial. As células endoteliais que revestem os vasos sanguíneos são a fonte de produção de endotelina. Estas células também produzem uma substância vasodilatadora, o óxido nítrico. A capacidade das células endoteliais para gerar óxido nítrico em resposta à infusão de acetilcolina fornece um índice da função endotelial. O comprometimento da função endotelial é caraterístico da hipertensão e da aterosclerose e, teoricamente, também pode resultar da hipoxemia repetitiva e dos surtos pressores evidentes em pacientes com AOS. Anomalias vasculares subtis, como a função endotelial comprometida em doentes aparentemente saudáveis com AOS, podem assim predispor para o desenvolvimento futuro de hipertensão e doença vascular.

Despertares - O despertar é um mecanismo de defesa fundamental que ativa os músculos dilatadores das vias aéreas superiores e evita a asfixia na AOS. No entanto, também contribui para os aumentos abruptos da frequência cardíaca e da pressão arterial após a cessação da apneia, mas o grau em que o faz continua a ser controverso. Um fator de confusão é o facto de os despertares serem acompanhados por um aumento abrupto da ventilação que precede o aumento da frequência cardíaca e da pressão arterial. Isto sugere que o aumento do impulso ventilatório no final da apneia co-ativa os neurónios simpáticos cardiovasculares que estão intimamente ligados aos neurónios respiratórios no tronco cerebral. De facto, a respiração periódica voluntária durante a vigília provoca picos pós-apneicos na frequência cardíaca e na tensão arterial, mesmo na ausência de hipoxia ou de despertar do sono. A situação é ainda mais complicada pela observação de que a súbita insuflação pulmonar no final da apneia contraria a ativação simpática induzida pela asfixia, causando uma diminuição abrupta do MSNA, que desempenha um papel na queda da PA antes do início da apneia seguinte. Em conjunto, estas observações indicam que, embora os despertares do sono possam contribuir, não são críticos para o desenvolvimento de picos pós-apneicos na FC e na PA.()[43,44,45]

EXAME

➢ **Estruturas de especial interesse**

Nariz: A válvula nasal interna, o septo e a coana são áreas de especial preocupação.

Nasofaringe: Esta área é particularmente importante nas crianças porque os adenóides estão normalmente hipertrofiados, produzindo obstrução. Os adenóides hipertrofiados são a causa mais comum de AOS em crianças.

Orofaringe: O palato mole, as amígdalas, os arcos palatoglossal e palatofaríngeo e a língua são estruturas de preocupação. Além disso, o diâmetro da secção transversal da faringe pode ser menor em muitos doentes, desempenhando um papel importante na patogénese da AOS.

Hipofaringe: A base da língua é a estrutura mais influente nesta área.

➢ **UMA ABORDAGEM SISTEMÁTICA DO EXAME FÍSICO-**

- **Aspeto geral**

Muitos doentes adultos com síndrome da apneia obstrutiva do sono (SAOS) têm excesso de peso ou são obesos. Os doentes com um pescoço largo e curto são propensos a desenvolver SAOS. Muitos doentes com obesidade têm uma faringe estreita. Os perímetros da cintura e do pescoço têm uma forte correlação com a gravidade da apneia do sono. No entanto, as crianças com AOS não são necessariamente obesas; pelo contrário, têm um desenvolvimento deficiente e, geralmente, têm peso a menos.

- **Caraterísticas faciais e cervicais**

As caraterísticas anatómicas normalmente associadas à SAOS incluem micrognatia, retrognatia, pescoço curto e grosso e posicionamento anormal do hioide. A obstrução nasal crónica produz geralmente uma face longa. Certas relações craniofaciais têm um maior potencial para produzir apneia do que outras.

- **Exame nasal**

- **Nariz e cavidade nasal**

A obstrução da passagem nasal pode começar na entrada. A rinoscopia pode revelar desvios do septo nasal e problemas na área valvular. A área de maior resistência no nariz é a válvula nasal; por conseguinte, um pequeno desvio nessa área pode produzir um maior grau de obstrução do que um desvio maior em qualquer outra parte do nariz. O colapso *da válvula nasal externa* pode ser produzido pelo enfraquecimento do rebordo alar ou por uma columela extremamente larga. A *válvula nasal interna* é uma fonte comum de obstrução. Uma pequena deflexão do septo nasal nesta área produz mais obstrução do que em qualquer outra parte do nariz. Os desvios do septo nasal podem produzir obstrução da passagem nasal. Quando o desvio é suficientemente grande, o corneto inferior contralateral desenvolve hipertrofia para compensar o alargamento excessivo da fossa nasal. Este corneto hipertrófico produz por vezes obstrução por si só.

A rinite alérgica ou a sinusite podem provocar rinorreia. A rinite, causada por alergias ou por outra etiologia, pode produzir uma obstrução constante do nariz. Este problema é frequentemente agravado à noite, quando o doente está deitado na cama, devido à redistribuição dos fluidos no corpo. A polipose nasal pode ser particularmente incómoda. Muitas síndromes craniofaciais causam hipoplasia da face média que produz obstrução nasal. Em muitos casos, a visualização da rinofaringe é possível, embora por vezes seja necessário aplicar previamente um vasoconstritor tópico.

- **Nasofaringe**

Esta zona pode ser melhor examinada com um endoscópio rígido ou flexível porque está localizada no fundo da cavidade nasal. O problema mais comum nesta zona é a hipertrofia da adenoide. A hipertrofia da adenoide é normal em crianças com idades compreendidas entre os 6 meses e os 5-6 anos. A ausência de hipertrofia é anormal nesta idade. A hipertrofia da adenoide pode ser suficientemente grande para produzir obstrução nasal. A hipertrofia da adenoide em adultos é pouco frequente; no entanto, vários estudos relatam esta patologia em doentes com 52 anos de idade. Este autor encontrou hipertrofia adenoideana confirmada por exame histopatológico em pacientes de até 63 anos de idade. Os tumores são um achado pouco frequente.

- **Exame oral e orofaríngeo**

As anomalias dentárias, como a deformidade de mordida aberta ou a oclusão de micrognatia classe II, são fáceis de detetar. Um palato alto e arqueado é comum em doentes com obstrução nasal crónica. O tamanho da gengiva é importante porque as gengivas hipertróficas estão geralmente associadas à respiração oral crónica.

- **Paladar**

O velum do palato é particularmente importante para a patologia da obstrução das vias aéreas. Um velum longo ou um velum flácido pode produzir obstrução. O palato mole é frequentemente alongado, aumentando a possibilidade de ressonar. Muitos doentes apresentam edema faríngeo e palatino após o sono devido ao trauma induzido pelo ressonar. Aquando do exame, pede-se ao doente que abra a boca e estenda a língua para avaliar o comprimento do palato mole. A classificação de Mallampati é utilizada para descrever o tamanho do palato e a sua relação com o resto das estruturas da faringe. Esta classificação ajuda a prever a dificuldade da intubação orotraqueal. A úvula é geralmente maior do que a da população normal. Este facto deve-se ao edema e ao espessamento do epitélio de revestimento. A úvula dos ressonadores e dos doentes com AOS contém menos músculo do que a dos não ressonadores e pode, por vezes, produzir obstrução devido ao edema.

➢ **Classificação de Mallampati:**

- **Língua**

A macroglossia, uma língua aumentada, pode ser encontrada em muitos doentes com obesidade e é comum em doentes com síndrome de Down. A língua pode ser tão grande que produz obstrução das vias respiratórias e tem de ser reduzida através de cirurgia. A base da língua está mais frequentemente envolvida na patogénese da obstrução. Não foi descoberta uma correlação direta entre o tamanho da língua e o índice de apneia e hipopneia (IAH).

- **Orofaringe**

A largura total da faringe é particularmente importante. A redução da largura da faringe devido à obesidade afecta a hipofaringe. A drenagem ao longo da parede posterior da faringe está geralmente relacionada com a hipertrofia das adenóides. A hipertrofia das amígdalas pode provocar obstrução das vias respiratórias. Esta patologia é mais comum em crianças, mas também foi descrita em adultos. A hipertrofia das amígdalas ocorre mais frequentemente em amígdalas pedunculadas que rodam em direção à faringe quando o doente se deita. As amígdalas não precisam de ser muito grandes. Foi encontrada uma correlação estatisticamente significativa entre o tamanho das amígdalas e o índice de perturbação respiratória.

Talvez o fator mais importante na AOS seja a colapsibilidade da faringe. A maioria das pessoas com AOS tem uma diminuição do tónus dos músculos da faringe. Isto permite que a faringe colapse mesmo com pequenos níveis de pressão negativa intrafaríngea.

A micrognatia pode ser uma patologia potencialmente fatal em alguns doentes, como os que sofrem da síndrome de Pierre-Robin. Em determinadas circunstâncias, pode ser necessário efetuar uma glossopexia temporária para evitar asfixia até se obter uma via aérea segura.

- **Hipofaringe**

O exame da hipofaringe requer a utilização de um espelho laríngeo, de um endoscópio flexível ou de um laringoscópio de ampliação. Um reflexo de vómito muito intenso é um problema comum em alguns doentes. O reflexo de vómito pode dificultar ou impossibilitar a realização do exame da hipofaringe. A nasofaringoscopia flexível é o método de eleição nestes doentes. O tamanho da hipofaringe pode ser diminuído devido a alterações na base da língua. O diâmetro da hipofaringe está diminuído em doentes com obesidade.

A língua desempenha um papel importante na patogénese do ressonar e da apneia. As amígdalas linguais podem estar hipertrofiadas e podem estar presentes tumores, como os desenvolvidos a partir de uma tiroide lingual. A epiglote pode prolapsar durante a inspiração, produzindo obstrução das vias aéreas.

- **AVALIAÇÃO RADIOLÓGICA:**

Foram experimentados diferentes métodos de imagem para a avaliação de doentes com AOS. A avaliação radiológica deve ajudar a fazer um diagnóstico correto e a planear o tratamento adequado. No entanto, nem sempre é esse o caso. A anatomia das paredes da faringe deve ser corretamente avaliada utilizando as várias ferramentas de diagnóstico disponíveis. Anteriormente, a via aérea era avaliada através de medições da atividade electromiográfica durante o sono e da pressão intrafaríngea. No entanto, esses métodos não representavam com precisão o comportamento das estruturas faríngeas que circundam a via aérea. Atualmente, são utilizados diferentes métodos para uma melhor compreensão da via aérea. Os métodos atualmente utilizados são:

1. Nasofaringoscopia flexível,
2. Reflexão acústica,
3. Fluoroscopia,
4. Cefalometria,
5. Tomografia computorizada e
6. Imagem por ressonância magnética.

A vantagem destes métodos é o facto de não serem invasivos, embora alguns deles impliquem a exposição a radiação de raios X.

- **Nasofaringoscopia flexível**

A nasofaringoscopia fornece uma imagem da via aérea superior e podem ser efectuados testes dinâmicos. Este estudo é popular para o exame da AOS. Permite o exame do nariz, de todas as porções da faringe e da laringe, tudo num só procedimento. Ao efetuar a nasofaringoscopia, são possíveis testes dinâmicos. Começando na rinofaringe, o esfíncter de Passavant é avaliado durante o fecho do velame do palato. Em seguida, pede-se ao paciente que realize a manobra de Müller. Esta manobra é útil para avaliar a colapsabilidade da faringe. A base da língua e os recessos glossoepiglóticos são examinados pedindo ao doente que estenda a língua. Também é possível avaliar o diâmetro da faringe e as caraterísticas da epiglote.

A manobra de Müller é efectuada com o nasofaringoscópio na faringe. Pede-se ao doente que respire enquanto os lábios estão fechados e o médico fecha as válvulas nasais com os dedos. Desta forma, é criada uma pressão negativa na área da faringe e é possível avaliar os espaços retropalatal, retroglossal e retroepiglótico.

- **Vantagens da nasofaringoscopia**

  - Não implica a exposição a radiações.
  - É possível efetuar ensaios dinâmicos.
  - É útil avaliar a obstrução ao nível retropalatal e retroglossal.
  - É facilmente reproduzível no pré-operatório e no pós-operatório.
  - O teste pode ser efectuado com o doente sentado ou em posição supina.
  - O teste pode ser efectuado com o doente acordado ou a dormir.
  - O teste está amplamente disponível e é relativamente barato.

- **Desvantagens da nasofaringoscopia**

  - Trata-se de uma técnica invasiva. Pode causar algum desconforto aquando da introdução do nasofaringoscópio no nariz.
  - Dá uma ideia aproximada da faringe, uma vez que é impossível

efetuar quaisquer medições.

- A avaliação depende da experiência do examinador.

- **Reflexão acústica**

O reflexo acústico é uma técnica não invasiva baseada na medição dos ecos das ondas sonoras produzidas pelas vias respiratórias. A onda sonora é medida a partir da boca e é produzida e avaliada a cada 0,2 segundos. A realização de testes dinâmicos é possível. No entanto, a anatomia da via aérea superior é alterada devido à necessidade de utilizar um adaptador oral que mantém a boca aberta. Também não fornece informações adequadas sobre a parede da faringe. Outra técnica (Rinometria) utiliza um tubo passado através do nariz até à faringe e ao esófago. A onda sonora é produzida no interior do tubo e é analisada a reflexão produzida pelas diferentes zonas de compressão. Isto pode dar uma ideia da posição das áreas de compressão nos diferentes níveis da faringe. As vantagens do método são o facto de ser isento de radiação e poder ser utilizado durante o sono; a repetição do estudo é fácil.

As desvantagens são o facto de ser uma técnica invasiva (embora minimamente). Pode ser desconfortável para alguns doentes. Revela apenas a posição das áreas de compressão e não as estruturas ou mecanismos que a produzem, pelo que deve ser combinada com outros métodos de diagnóstico.

- **Fluoroscopia**

A fluoroscopia tem a vantagem de produzir imagens dinâmicas com o doente sentado ou reclinado, acordado ou a dormir. É útil para avaliar as áreas de obstrução na posição supina. No entanto, não é suficientemente sensível para medir alterações na secção transversal da via aérea. As desvantagens da técnica são o facto de o doente estar muito exposto à irradiação de raios X e de não ser possível efetuar cortes seccionais da área. Esta situação tornou a técnica pouco prática e limitou a sua utilização.[24]

➢ Avaliação Cefalométrica e Medição das Vias Aéreas Superiores

- Definições de Alguns Pontos Cefalométricos Radiográficos Frequentemente Utilizados em Estudos das Vias Aéreas Superiores

1. AA. Arco anterior do atlas. O ponto mais anterior (ventral) do arco anterior do atlas (C I) que se supõe estar no plano sagital mediano.

2. ad. Intersecção da linha traçada perpendicularmente à vertical da pterigoide (PTV) e 5 mm acima da espinha nasal posterior (PNS) com a parede posterior da nasofaringe.

3. ad1. Intersecção da linha PNS-ba (basion) e a parede posterior da nasofaringe.

4. ad2. Intersecção da linha PNS-ponto médio da sela (so) e da parede posterior da nasofaringe.

5. ba (também Ba). Linha basiónica. Limite mais posterior do ponto mais baixo da linha média na margem anterior do forame magno (basion externo ou ecto- basion).

6. C2 (cv2p II). O ponto mais posterior da margem inferior do contorno do corpo da segunda vértebra cervical (eixo).

7. C3 (cv3p II). O ponto mais posterior da margem inferior do contorno do corpo da terceira vértebra cervical.

8. C4 (CV4pll). O ponto mais posterior da margem inferior do contorno do corpo da quarta vértebra cervical.

9. C2c (CV2CII). Ponto médio antero-posterior da margem inferior do corpo da segunda vértebra cervical (eixo).

10. C3c, C4c, C5c. Estes pontos cefalométricos radiográficos correspondem à posição de C2c nas respectivas vértebras cervicais.

11. (ho) (também Ho). Homerion. O ponto de contacto mais posterior do vômer com o corpo do osso esfenoide. Supõe-se que se situa no plano médio-sagital, entre as asas do vômer. Numa radiografia cefalométrica lateral, o homérion é o ponto em que a borda posterior ou crista coanal do vômer encontra o contorno faríngeo da base do crânio, e presume-se que se situa no plano mediano.

12. (hy) Hyoidale: O ponto mais superior da superfície anterior do contorno do corpo do osso hioide. Assume-se que este ponto se situa na linha sagital mediana

plano do osso hioide.

13. (pol.) A extremidade inferior da perpendicular de sos à linha que une PNS a AA.

14. (od.) Odontoide. Este é o ponto mais superior da ponta do processo odontoide, visto numa radiografia cefalométrica lateral.

15. (op.) Opisthion externo. Limite mais anterior do ponto mais baixo, que se supõe situar-se na linha média, na margem posterior do.

foramen magnum.

16. (PNS.) Trata-se de um ponto cefalométrico lateral, radiográfico, construído, situado na intersecção da continuação da parede anterior da fossa pterigopalatina e do pavimento do nariz. Presume-se que marca o limite posterior da maxila.

17. (rgn.) Retrognátio. O ponto mais inferior da superfície posterior da sínfise da mandíbula, que se supõe estar no plano mediano.

18. (so.) Ponto médio da linha sela-base.

19. (sos.) Sincondrose esfeno-occipital. O ponto mais inferior no meio ântero-posterior da sincondrose esfeno-occipital, visto numa radiografia cefalométrica lateral.

20. (TMJ.) Ponto construído no contorno ósseo da fossa glenoide. Situa-se onde o prolongamento da linha que une o gnátio ao ponto mais posterior e superior do côndilo esquerdo intersecta o contorno da fossa glenoide.

21. (cv2tg.) O ponto mais posterior da linha média na curvatura superior da ponta do processo odontoide.[17]

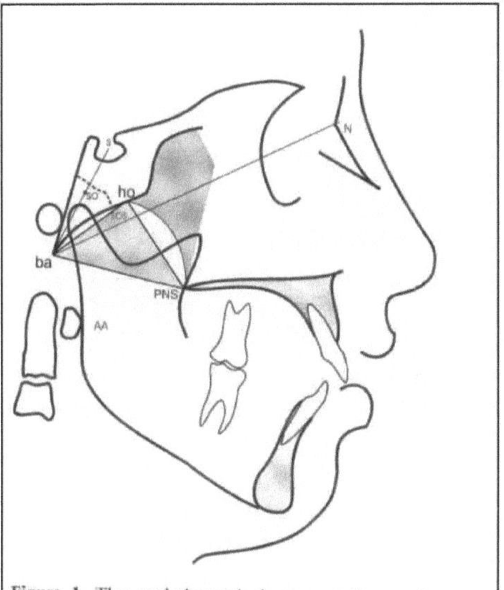

Figure 1. The cephalometric bony nasopharynx is usually defined by the lines that join the landmarks PNS, ho, and ba.

Linhas de Referência Utilizadas em Estudos Radiográficos Cefalométricos das Vias Aéreas Superiores

1. Eixo cervical. A linha od-C5c.
2. Avião de Frankfurt. A linha formada pela união de
3. a porção esquerda com a orbital esquerda. Esta linha pode ser prolongada em qualquer direção.
4. Tangente do odontoide. A linha que passa por cv2p e é tangente à superfície posterior do contorno do processo odontoide.
5. Linha palatina. Numa radiografia cefalométrica lateral, o plano palatal é representado por uma linha que une as espinhas nasais posterior e anterior (PNS-ANS). A linha palatina pode ser estendida em qualquer direção.
6. Pterigoide vertical (PTV). Esta linha passa através da fissura pterigomaxilar e é perpendicular ao plano de Frankfort.

Anatomicamente, os limites esqueléticos da nasofaringe são:

1. Anteriormente, as estruturas ósseas que constituem as aberturas coanais são geralmente consideradas como o bordo dorsal ou a crista coanal do vômer.
2. Superoposteriormente, a superfície faríngea do corpo do osso esfenoide e da parte basilar do osso occipital.
3. Posteriormente, a metade craniana da superfície anterior do arco anterior do atlas (Cl), enquanto Tobias inclui a superfície ventral do áxis *(C2)* como parte do "dorso ósseo ground" da nasofaringe.
4. Caudalmente, a nasofaringe é definida osteologicamente por uma linha reta que une a espinha nasal posterior ao ponto mais anterior, AA, no arco anterior do atlas.[17]

Geometricamente, o teto da nasofaringe óssea no plano sagital mediano tem a forma de uma empena. A parte anterior da empena é formada por uma linha que une a espinha nasal posterior à hormion, ou seja, o ponto de contacto dorsocaudal do vômer com o osso esfenoide. Nos seres humanos, esta linha situa-se num plano que se aproxima da direção principal dos processos pterigóides, ou seja, o plano coanal. Uma linha que une a hormona e o bastião forma a parte posterior da empena. Esta linha é utilizada por convenção, embora exclua a região entre o basion e o AA, que contribui para a parede posterior da nasofaringe. O teto ósseo da nasofaringe é constituído pelo aspeto inferior do clivus, que é formado por porções medianas dos ossos esfenoide e occipital.[17]

As medições lineares habitualmente utilizadas em estudos das vias aéreas superiores são:

1. O comprimento da base craniana anterior (pré-selar) (S-N).
2. O comprimento da parte pós-selar da base posterior do crânio (ba-S).
3. O comprimento total ou efetivo da base do crânio (ba-N).
4. O comprimento do palato (pavimento da cavidade nasal). A distância entre o SNP e o SNA.
5. A altura posterior da cavidade nasal (S-PNS).

6. O diâmetro vertical das aberturas coanais (ho e PNS).
7. O comprimento do clivo faríngeo (ba a ho).
8. O comprimento do pavimento da nasofaringe (AA a PNS).
9. A profundidade total da nasofaringe. A distância do ba ao PNS.
10. O comprimento efetivo do maxilar (da ATM ao SNA).
11. A altura facial anterior superior (N e ANS).
12. A distância de so a in.
13. A distância de AA a hy.
14. A distância de hy a rgn.[24]

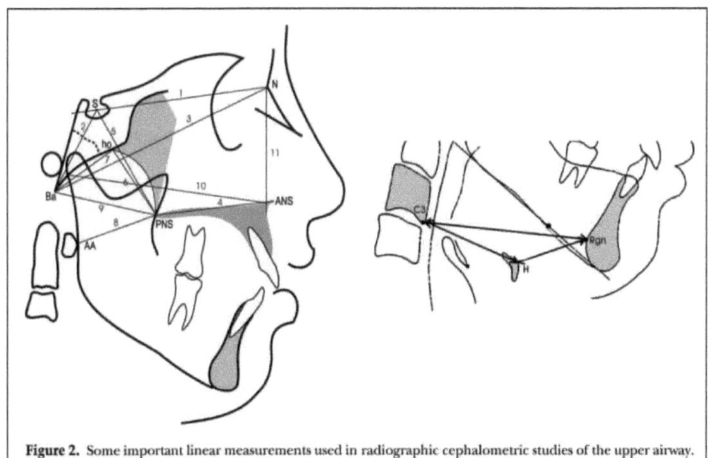

Figure 2. Some important linear measurements used in radiographic cephalometric studies of the upper airway. The hyoid triangle is shown.

As medições angulares comumente usadas em estudos das vias aéreas superiores incluem:

1. O ângulo de sela compreendido entre as rectas que unem ba a Areia S a N (ba-S-N).

2. O ângulo entre a base anterior do crânio e o ponto A no maxilar.
3. O ângulo entre a raia palatina (PNS-ANS) e a base anterior do crânio (SN).
4. O ângulo da profundidade nasofaríngea. O ângulo incluído ba-S-PNS.
5. O ângulo vertical da nasofaringe. O ângulo incluído PNS-ba-S.
6. O ângulo do teto da nasofaringe. O ângulo incluído ba-ho-PNS.
7. O ângulo craniocervical compreendido entre a extensão superior da tangente à superfície posterior do processo odontoide e a extensão posterior da linha ba-S.

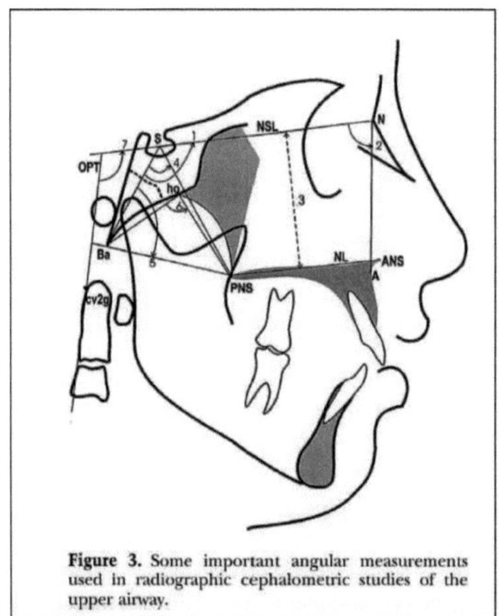

Figure 3. Some important angular measurements used in radiographic cephalometric studies of the upper airway.

Algumas medidas de área usadas em estudos cefalométricos radiográficos das vias aéreas superiores são:

1. A área da nasofaringe óssea é frequentemente definida como um trapézio

demarcado pelas seguintes linhas AA-PNS; a vertical pterigoide entre PNS e a intersecção desta linha vertical com a linha ba-N; uma linha traçada através de AA, paralela à vertical pterigoide e prolongada para intersectar a linha ba-N; a secção da linha ba-N entre a vertical pterigoide e a vertical erigida através do ponto AA.

2. A área do tecido adenoide contida no trapézio que representa a nasofaringe.

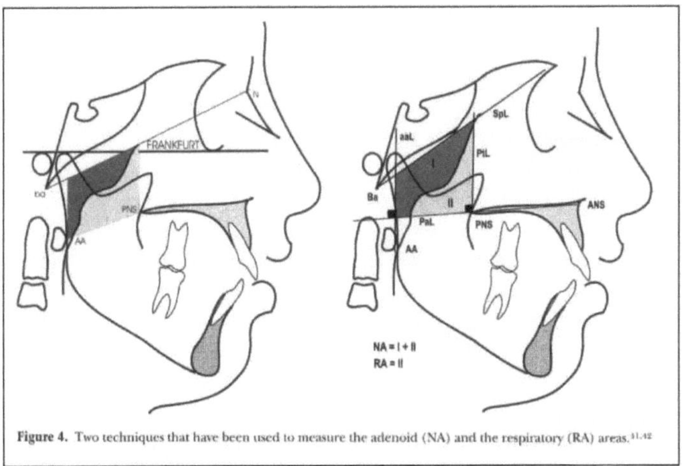

Figure 4. Two techniques that have been used to measure the adenoid (NA) and the respiratory (RA) areas.[41,42]

Percentagens e rácios utilizados em estudos cefalométricos radiográficos das vias aéreas superiores:

1. A percentagem de adenoide: percentagem da área óssea da nasofaringe ocupada pela área de tecido adenoide.
2. A percentagem da linha so-in coberta por tecido adenoide.[24]

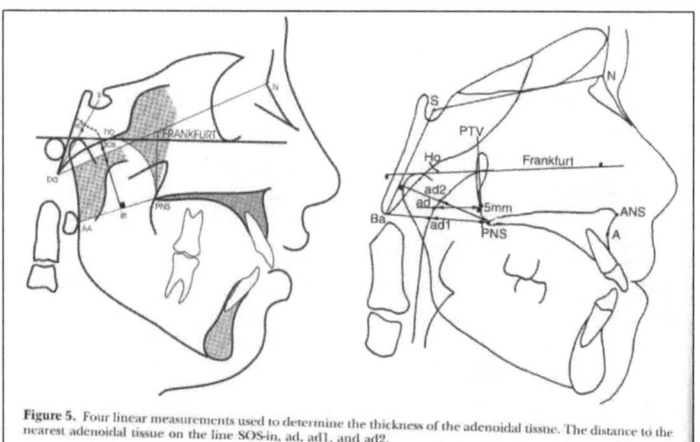

Figure 5. Four linear measurements used to determine the thickness of the adenoidal tissue. The distance to the nearest adenoidal tissue on the line SOS-in, ad, ad1, and ad2.

A morfologia cefalométrica de pacientes com apneia obstrutiva do sono (AOS)

Um estudo prospetivo foi conduzido por J. M. Battagel e P. R. Lestrange, que analisaram as radiografias cefalométricas laterais de 59 homens brancos caucasianos dentados. Trinta e cinco pacientes com apneia obstrutiva do sono (AOS) comprovada constituíram o grupo experimental, enquanto 24 indivíduos sem história de doença respiratória actuaram como controlos. As radiografias foram traçadas e digitalizadas, e as caraterísticas dos tecidos duros e moles foram comparadas entre os grupos.[17]

Temas

O material para este estudo foi constituído por radiografias cefalométricas laterais de 59 indivíduos do sexo masculino, brancos, dentados, registadas com a mandíbula na posição de máxima intercuspidação. Trinta e cinco indivíduos, com diagnóstico de AOS confirmado por polissonografia no Departamento *de* Medicina Torácica do Prince Charles Hospital, Brisbane, constituíram o grupo experimental. Os restantes 24 indivíduos serviram de controlo: nenhum deles ressonava, apresentava antecedentes de perturbações respiratórias ou sofria de sonolência diurna.

Métodos:

Radiografia

Os cefalogramas laterais foram efectuados de acordo com um procedimento padronizado. Com o indivíduo posicionado no cefalostato, a linha média da língua foi pintada com uma fina camada de meio de contraste de sulfato de bário para auxiliar na identificação do seu contorno. Para fixar a 1yoide numa posição consistente, pediu-se ao doente que inspirasse lentamente e depois expirasse, mantendo esta última posição enquanto a película era exposta. Este procedimento foi ensaiado várias vezes antes de a película ser efetivamente tirada.

Análise cefalométrica

As radiografias foram traçadas, orientadas com o plano maxilar horizontal e foram identificados 25 pontos convencionais de tecidos duros e moles. Foram registados 22 pontos adicionais relacionados com as vértebras cervicais, a orofaringe, a epiglote, o palato mole e a língua. As definições dos pontos de referência adicionais e dos pontos convencionais que não estão em conformidade com as normas britânicas (BSI, 1983) são dadas nas legendas anexas. Os pontos foram digitalizados duas vezes numa sequência pré-determinada com uma tolerância de 0,2 mm e o valor médio foi registado. Foram registados os contornos dos tecidos moles da língua e do palato mole.

As películas foram automaticamente realinhadas para a horizontal maxilar e uma linha de referência vertical foi retirada da Sella. Todos os cálculos foram efectuados com esta orientação. Foram calculadas quarenta medidas angulares, lineares e proporcionais, bem como as áreas do espaço intermaxilar, do palato mole e da língua. Para ter em conta as diferentes ampliações dos cefalostatos, todas as medidas foram convertidas para o tamanho natural.

Resultados

Achados cefalométricos

Radiografias de indivíduos com AOS e do grupo de controlo com caraterísticas faciais muito semelhantes, mas com dimensões das vias respiratórias grosseiramente diferentes.

Variáveis cefalométricas padrão

Nenhum dos parâmetros cefalométricos padrão apresentou diferenças significativas entre o grupo AOS e o grupo de controlo, e corresponderam aos de uma população normal. O SNA, SNB, ANB, o ângulo do plano maxilo-mandibular (MM) e a altura da face anterior inferior foram iguais em ambos os grupos.

Do ponto de vista dentário, não se verificaram diferenças entre a posição dos dentes nas categorias AOS e controlo. A sobressaliência, a sobremordida e a inclinação axial dos incisivos superiores e inferiores em relação aos seus respectivos planos eram normais. Embora os intervalos destes valores tenham variado, fizeram-no igualmente nos indivíduos com AOS e nos indivíduos do grupo de controlo.

Outras medidas do rosto e do crânio

Aqui foram observadas diferenças significativas. O ângulo da base do crânio (Ba-S-N) \Vas significativamente mais pequeno (37 graus) nos indivíduos com AOS e o comprimento da base anterior do crânio foi reduzido (2,4 mm). Isto indica um encurtamento da dimensão ântero-posterior do crânio e, por conseguinte, uma face mais retruída.

O comprimento do corpo mandibular (gonion a menton) foi reduzido em 5,9 mm no grupo AOS *(P* = 0,002). Registando esta distância no plano horizontal, para ter em conta as variações na inclinação do plano mandibular, foram encontradas as mesmas diferenças. O gonion ao menton foi 6,6 mm mais curto e o gonion ao ponto B 5,6 mm menor nos indivíduos apnéicos.

O comprimento do espaço intermaxilar - distância entre a parede posterior da faringe e a face lingual do incisivo inferior ao nível do plano oclusal - foi 5,7 mm menor nos indivíduos com AOS *(P* = 0,001). A área do espaço intermaxilar também foi reduzida, em 4,1 cm2, indicando uma falta de compensação vertical para o desenvolvimento antero-posterior diminuído;

Medições de tecidos moles:

Não foram encontradas diferenças em nenhuma das medidas dos tecidos moles registadas. A posição, o comprimento e a espessura dos lábios não apresentaram diferenças estatísticas entre o grupo AOS e o grupo de controlo.

A coluna cervical e o hioide

A distância do C2 a uma perpendicular caída da sela foi significativamente menor (3,6 mm) em indivíduos com AOS.

Apesar de se ter examinado a posição do hioide nas direcções horizontal, vertical e oblíqua, a única diferença entre os dois grupos foi na medida do hioide até ao ponto B (3,3 mm mais curto nos indivíduos com AOS). É muito provável que este facto seja um reflexo da mandíbula curta e não de uma posição caraterística do próprio osso hioide.[41]

Medições orais e faríngeas

Orofaringe

As medições efectuadas nos quatro níveis da via aérea pós-palatal, desde o limite superior da orofaringe até à ponta da úvula, revelaram diferenças estatísticas de elevado grau entre os dois grupos. Estas diferenças foram maiores (p = 0,000) quando o palato mole era mais espesso ao nível da ponta dos incisivos inferiores, sob a zona de protrusão máxima do palato mole na via aérea.

Palato mole e cavidade oral

A área do palato mole aumentou em 0,8 cm2 (ou 15%) nos doentes com AOS, mas não se registaram diferenças no comprimento do palato ou na distância horizontal entre o PNS e a ponta da úvula.

A área da língua não apresentou diferenças entre os dois grupos. No entanto, o seu tamanho em relação ao espaço intermaxilar (a proporção da língua) foi significativamente maior (0,4 por cento, $P = 0{,}019$) nos indivíduos com AOS. Tal como no caso da via aérea orofaríngea, registou-se uma acentuada variação intragrupo e uma considerável sobreposição entre as medições dentro de cada grupo.

Tomografia computorizada

A tomografia computadorizada produz imagens de excelente resolução para avaliar tanto os tecidos moles quanto as estruturas ósseas do complexo faringe-laringe. Tem a vantagem de produzir cortes axiais e coronais. Também é possível efetuar reconstruções sagitais. As medições podem ser efectuadas com a tomografia computorizada. A reconstrução volumétrica e as imagens tridimensionais são possíveis com os equipamentos mais recentes (TAC helicoidal). Nos estudos de TC, é possível visualizar a diferença de forma da faringe entre não roncadores, roncadores e doentes com AOS. As suas vantagens são o facto de estar amplamente disponível e de os scanners mais recentes poderem realizar o estudo muito rapidamente. São possíveis reconstruções volumétricas e tridimensionais da via aérea e de outras estruturas peri-faríngeas. O estudo é efectuado em posição supina.

As desvantagens do estudo são o facto de envolver radiação, o que limita o número de estudos que podem ser realizados. É também relativamente dispendioso. A imagem real está no plano axial, pelo que é necessário efetuar uma reconstrução para obter uma imagem sagital

A tomografia computadorizada de alta velocidade (com feixe de electrões) tem sido utilizada para correlacionar a imagem com as diferentes fases do ressonar. No entanto, devido ao custo do estudo e à exposição à radiação, este estudo é indicado apenas para fins de investigação.[33]

Imagem por ressonância magnética

A RM é provavelmente o melhor estudo imagiológico para os doentes com AOS devido à sua excelente resolução na posição supina. Fornece uma visão detalhada da gordura e dos tecidos moles das paredes da faringe e da sua relação com a via aérea. Também é possível obter imagens sagitais, coronais e axiais, bem como reconstruções tridimensionais. É possível efetuar medições das diferentes estruturas e do seu volume. Tem a vantagem de ser isento de radiação, possibilitando assim a realização de vários estudos.

No entanto, o ruído e o design incómodo da máquina tornam difícil dormir nela.

A RM está a começar a ter um papel na avaliação dos doentes antes e depois de cirurgias como a Uvulopalatofaringoplastia, a ressecção da base da língua ou a cirurgia do músculo genio-hioideu. A RM é um estudo dispendioso, especialmente com as tecnologias mais recentes, tornando o seu preço o verdadeiro limite ao número de estudos que podem ser efectuados.[33]

DIAGNÓSTICO DA APNEIA OBSTRUTIVA DO SONO

A primeira pergunta a fazer aos doentes suspeitos de sofrer de AOS é se ressonam e, em caso afirmativo, se ressonam alto ou baixo, com frequência ou com pouca frequência, e apenas quando estão deitados de costas ou de lado. Na maioria dos casos, os doentes não conseguem ouvir o seu próprio ressonar. Mesmo que admitam que lhes dizem que ressonam, os doentes têm frequentemente tendência para subestimar a intensidade e a frequência do seu ressonar. O ressonar marcado por alterações frequentes do volume e da frequência (em oposição ao ressonar calmo e constante) é altamente sugestivo de AOS. Pode ser necessário um parceiro de cama ou uma pessoa do agregado familiar para dar uma descrição exacta do ressonar do doente. Se o doente viver sozinho, pode ser colocado um gravador perto da cama e utilizado para registar as horas de sono para avaliar o ressonar.

A segunda questão relacionada com a AOS é se os doentes têm sonolência diurna excessiva. Os doentes podem ter dificuldade em descrever a sua sonolência e podem chamar-lhe "cansaço" ou "fadiga". Os médicos devem perguntar aos doentes exatamente o que querem dizer, e podem ter de perguntar diretamente: "Quer dizer que tem sono a maior parte do tempo?" Os doentes podem então responder voluntariamente que acordam com sono e que permanecem incontrolavelmente sonolentos durante todo o dia, especialmente quando se envolvem em actividades passivas (por exemplo, ler, ver televisão ou mesmo conduzir um automóvel).

O cônjuge ou parceiro de cama de um doente pode normalmente descrever o comportamento do sono muito melhor do que o próprio doente. Por isso, é fundamental que o parceiro de cama esteja presente durante a entrevista. Embora os doentes possam dizer que estão "um pouco sonolentos", as pessoas que vivem com os doentes podem descrevê-los como estando muito sonolentos. Se lhes for perguntado, os doentes podem admitir que tiveram um ou mais acidentes de viação ou quase acidentes devido à falta de atenção ou ao adormecimento durante a condução. Os doentes que sofrem de AOS têm uma probabilidade significativamente maior de sofrer um acidente de viação quando comparados com pessoas que não sofrem de AOS[14] . A sonolência diurna excessiva pode também manifestar-se como dificuldade de concentração, de memória ou de raciocínio. Devem ser eliminadas outras causas de sonolência, como a privação de sono, o trabalho por turnos, a depressão, o hipotiroidismo ou a utilização de comprimidos para dormir, sedativos ou álcool em excesso. Devem ser excluídas outras perturbações do sono, como a narcolepsia.

A terceira pergunta a fazer (que deve ser dirigida ao parceiro de cama, se possível) é se o doente tem episódios durante o sono em que a respiração pára. O parceiro de cama pode descrever períodos de ressonar alto por parte do doente, seguidos de silêncio ou de ausência total de respiração, com duração de alguns segundos até um minuto ou mais. No momento em que o doente acorda do episódio de apneia e as vias respiratórias se abrem, normalmente respira fundo, alto e ofegante, o que pode ser acompanhado de movimentos corporais bruscos. O ruído e os movimentos corporais podem acordar o parceiro de cama.[7]

Para além das três perguntas anteriores, outra pergunta útil a fazer é se o doente tem a boca seca ao acordar durante a noite ou de manhã. A maior parte dos ressonadores e dos doentes com AOS têm a boca seca porque normalmente respiram pela boca quando dormem.

Outro fator na presença de AOS é a noctúria, que está presente em cerca de um terço dos doentes. Os episódios de apneia provocam um aumento da secreção do fator natriurético atrial, que provoca diurese durante a noite. O que pode parecer um problema prostático pode, na realidade, ser uma diurese causada pela AOS.

A hipertensão é outro indicador importante da presença de AOS, uma vez que cerca de metade dos doentes com hipertensão essencial têm AOS e cerca de metade de todos os doentes com AOS têm hipertensão essencial. De facto, nos últimos dois anos, sete grandes estudos demonstraram que a AOS é um fator de risco independente para a hipertensão e, geralmente, quanto mais grave for a AOS, mais prevalente e grave é a hipertensão. O tratamento bem sucedido da AOS está associado a uma redução significativa dos níveis de tensão arterial. Um estudo recente a longo prazo mostrou também que os doentes normotensos com AOS têm muito mais probabilidades de desenvolver hipertensão ao longo de um período de quatro anos do que os doentes sem AOS.

Se a monitorização ambulatória da tensão arterial indicar que um doente é um "não-dipper" (ou seja, a tensão arterial durante o sono não desce, ou "desce", pelo menos 10% como normalmente acontece quando comparada com o nível médio da tensão arterial em vigília), então as hipóteses de o doente ter AOS aumentam.

A obesidade é um indicador importante da presença de AOS. Muitos doentes com AOS podem referir um aumento de peso recente, juntamente com um aumento do ressonar e da sonolência. O risco de AOS é particularmente elevado nos doentes obesos que têm um perímetro do pescoço grande e obesidade central (ou seja, um rácio cintura-quadril grande). Embora cerca de 70 por cento dos doentes com AOS sejam obesos, as pessoas magras também podem ter AOS.

A AOS pode ser agravada pela privação do sono, consumo de álcool, tabagismo, utilização de depressores do sistema nervoso central e congestão nasal crónica.()[25,35]

TESTES PARA O DIAGNÓSTICO DA APNEIA OBSTRUTIVA DO SONO

Polissonografia:

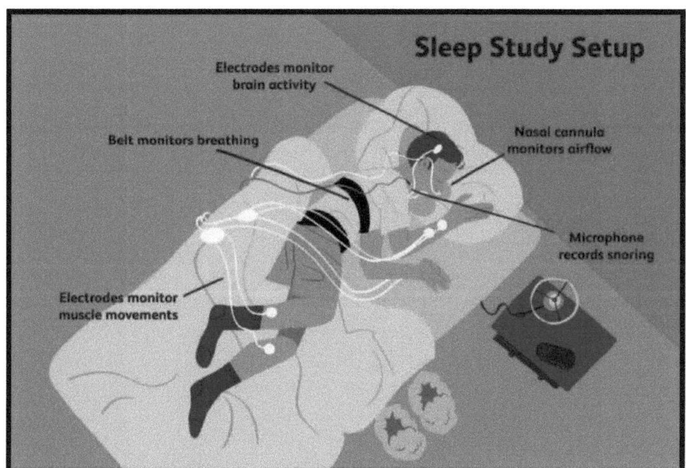

O padrão de ouro para um diagnóstico preciso da AOS é uma avaliação polissonográfica realizada numa unidade de distúrbios do sono. Durante esta avaliação nocturna, é possível quantificar o número de apneias e hipopneias, medir a sua duração, determinar a sua relação com a posição do corpo e as fases do sono, medir o nível de dessaturação de oxigénio e quantificar a existência de episódios arrítmicos. Estas informações determinam a gravidade da doença e ajudam a determinar a escolha do tratamento.

Teste de latência múltipla do sono (MSLT):

O MSLT foi concebido para avaliar a propensão do doente para dormir e é particularmente útil em doentes nos quais os resultados da PSG nocturna são normais e a etiologia da sonolência diurna permanece desconhecida. Este estudo não invasivo é realizado num laboratório do sono após uma PSG nocturna. Todos os medicamentos psicoactivos devem ser suspensos durante, pelo menos, 2 semanas antes do estudo. Geralmente, os doentes têm 4 oportunidades para dormir num ambiente propício ao sono, com início 90-180 minutos após a PSG. As oportunidades subsequentes são dadas em intervalos de 2 horas, e as latências do sono são medidas. Os adultos sem perturbações do sono têm uma latência média do sono de 10-20 minutos, enquanto que valores inferiores a 5 minutos indicam sonolência patológica.

Teste de função pulmonar (PFT):

Os testes de função pulmonar, sob a forma de espirometria pré-broncodilatadora e pós-broncodilatadora, volumes pulmonares e capacidade pulmonar de difusão do monóxido de carbono (DLCO), fornecem mais informações sobre a presença de doença pulmonar subjacente e podem suscitar preocupações sobre a asma nocturna para explicar a sintomatologia do doente.()[15,20,22]

GESTÃO DA APNEIA OBSTRUTIVA DO SONO

A SAOS pode ser tratada de forma não cirúrgica ou cirúrgica. O tratamento deve visar os potenciais factores contribuintes identificados na história, no exame físico e na imagiologia das vias aéreas superiores. A gravidade da condição do paciente também deve ser considerada no desenvolvimento de um plano de tratamento. O tratamento bem sucedido da AOS eliminará os episódios de respiração apneica e hipopneica, o ressonar e as reacções de excitação causadas por estes eventos respiratórios. Normalmente, os doentes recuperam um sono repousante e ininterrupto, o que deverá melhorar drasticamente o seu estado de alerta durante o dia.[8]

GESTÃO NÃO CIRÚRGICA

1. Perda de peso
2. Posição de dormir
3. Opções farmacológicas
4. Pressão positiva contínua nas vias respiratórias (CPAP)
5. Gestão de próteses (aparelhos orais)

Perda de peso

À medida que as pessoas ganham peso, a adequação das vias respiratórias fica comprometida devido à deposição de tecido adiposo adicional. Isto pode explicar o facto de a maioria dos doentes com AOS ter excesso de peso ou ser obeso. O grau de obesidade necessário para que a AOS se instale varia inversamente com o grau de inadequação intrínseca da anatomia faríngea. Alguns doentes são obesos antes de desenvolverem a doença, e muitos conseguem identificar um aumento dos sintomas com o aumento de peso. O modo inicial de terapia, embora muitas vezes fútil, é a redução de peso - particularmente quando a obesidade é um fator contribuinte. A redução de peso pode eliminar a AOS ou apenas diminuí-la, dependendo dos factores que não a obesidade. No entanto, o doente pode ter dificuldade em perder peso, particularmente em casos mais graves, porque a sonolência diurna excessiva e a fadiga podem desencorajar o doente de fazer exercício.

Apesar dos problemas associados, a redução de peso continua a ser o modo inicial de terapia em pacientes obesos com AOS. O peso ganho pelo doente obeso foi adquirido ao longo de vários anos, e a perda antecipada desses quilos também deve demorar mais tempo. Deve ser considerado um modo de tratamento secundário para beneficiar o doente durante este período.

Posição de dormir

Tanto o ressonar como a apneia do sono são geralmente piores quando se dorme na posição supina. A contribuição da posição de dormir foi reconhecida como uma questão mais do que trivial na manifestação da apneia obstrutiva do sono. Esta constatação de um efeito posicional substancial levou a muitos remédios caseiros e comerciais destinados a treinar os doentes apneicos que apresentam um agravamento acentuado da sua condição quando dormem na posição supina a evitar esta postura de sono. Os dois dispositivos caseiros mais comuns são uma bola de ténis colocada numa meia e cosida na linha média da camisola do pijama e uma almofada presa às costas da pessoa que dorme através de um cinto à volta da cintura. Sempre que o doente fica em posição supina, a bola de ténis causa desconforto suficiente para o obrigar a reposicionar-se, enquanto a almofada, se for suficientemente grande, impede completamente a posição supina. Um exemplo de uma abordagem mais técnica seria um monitor/alarme de posição ativado por gravidade usado no peito que emite um sinal auditivo quando o doente permanece na posição supina durante mais de 15 segundos. Um estudo que utilizou este dispositivo em 10 doentes do sexo masculino com diagnóstico de AOS associada à posição de sono supina mostrou uma diminuição significativa do número de eventos apneicos, bem como do número de episódios de dessaturações significativas. Durante o uso do alarme, o índice de apneia de sete doentes manteve-se dentro ou próximo dos limites normais.8 Os dados deste e de outros estudos também sugerem que um tratamento baseado na mudança de posição de sono pode ser seletivamente eficaz para aqueles que estão perto do seu peso ideal. Parece que o treino dos doentes para evitar a posição supina pode ter alguma validade como tratamento não invasivo quando considerado como terapia única ou em combinação com outras.

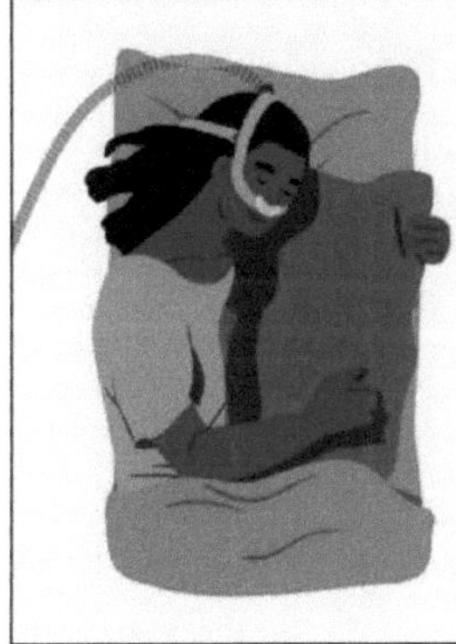

Opções farmacológicas

Os agentes farmacológicos podem, ocasionalmente, ser utilizados com algum sucesso no tratamento da AOS, aumentando a atividade neurológica do glossofaríngeo ou diminuindo o sono de movimento rápido dos olhos (REM). Entre os medicamentos mais frequentemente utilizados estão a protriptilina e a teofilina. A protriptilina foi inicialmente introduzida para o tratamento da AOS com base na sua capacidade de reduzir a frequência das apneias e das dessaturações de oxigénio durante o sono não REM, ao mesmo tempo que suprime a atividade REM, a fase em que as apneias tendem a durar mais tempo. No entanto, efeitos secundários anticolinérgicos graves, como boca seca, retenção urinária, obstipação e impotência, são evidentes em cerca de metade dos doentes que tomam este medicamento, limitando assim a sua utilização.

A teofilina é outro medicamento de que alguns doentes podem beneficiar. Infelizmente, não existe um método fiável para prever quais os doentes com AOS que poderão beneficiar mais com a teofilina, embora se acredite que possam ser aqueles com doença ligeira.[10]

Pressão positiva contínua nas vias respiratórias (CPAP)

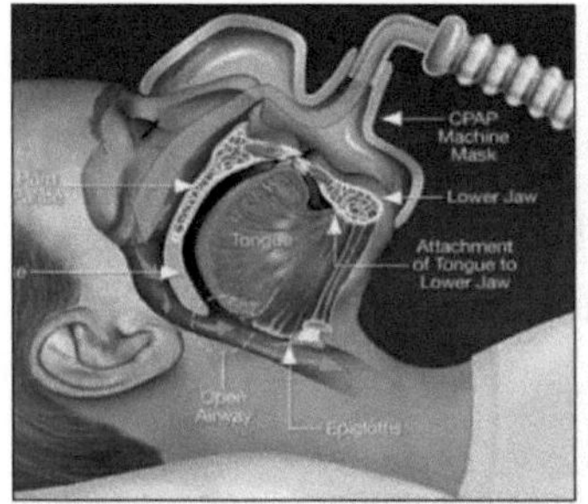

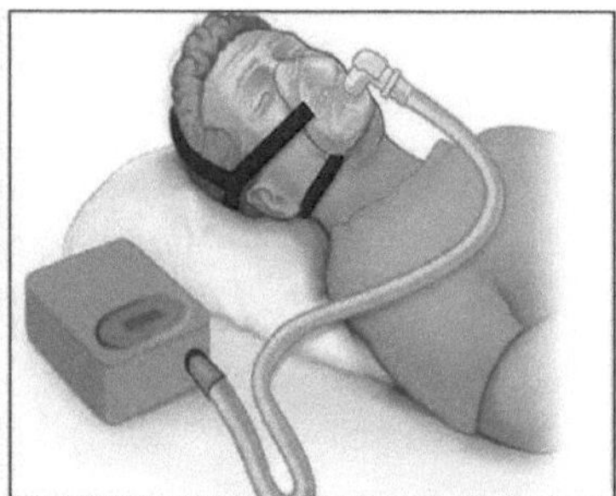

CPAP

A terapia com CPAP nasal foi introduzida por Sullivan em 1981 para o tratamento da AOS. O CPAP nasal é produzido por um ventilador de alto fluxo que fornece um fluxo contínuo de ar ambiente para uma máscara nasal selada (Fig. 13) ou "almofadas" nasais (Fig. 14) que o doente usa enquanto dorme. A pressão positiva criada no circuito abre pneumaticamente a via aérea faríngea, impedindo a oclusão do palato mole e da língua. Esta terapia elimina as hipopneias, as apneias, as dessaturações de oxigénio e a fragmentação do sono relacionada com a apneia na maioria dos doentes.

O resultado é o rápido restabelecimento do sono normal e a redução da sonolência diurna. Os doentes devem ser observados num laboratório do sono para determinar o nível ideal de CPAP. Dependendo de vários factores, este nível varia de doente para doente e de tempos a tempos. O objetivo do CPAP nasal é fornecer pressão suficiente no segmento colapsável da via aérea superior para contrabalançar a pressão de sucção inspiratória. Em qualquer momento do ciclo inspiratório, existe um gradiente de pressão ao longo de toda a via aérea, desde o nariz até aos alvéolos. Quanto mais abaixo da via aérea, mais negativa é a pressão intra-arterial. Na via aérea extratorácica, um gradiente de pressão transmural durante a inspiração tende a contrair a via aérea. No tubo muscular orofaríngeo, esta pressão de sucção é suficiente para fechar a via aérea durante o sono nos doentes com AOS. Em alguns doentes, a via aérea superior fecha-se durante o sono sem um gradiente de pressão transmural. Para manter a permeabilidade das vias aéreas superiores, estes doentes dependem inteiramente da presença de um tónus suficiente na musculatura das vias aéreas superiores. O CPAP nasal coloca efetivamente toda a via aérea numa gama mais elevada de pressão "atmosférica" estática, de modo a que todo o ciclo respiratório ocorra acima da pressão atmosférica. Em nenhum momento o gradiente transmural orofaríngeo se torna negativo. Isto proporciona uma proteção de pressão para o segmento vulnerável ao encerramento".

Efeitos secundários/complicações do CPAP nasal:

Relacionado com a máscara

1. Abrasão ou erupção cutânea
2. Conjuntivite por fuga de ar

Relacionado com a pressão ou o caudal de ar

1. Rinorreia
2. Congestão ou secura nasal
3. Desconforto no peito
4. Aerofagia
5. Desconforto sinusal
6. Rutura da membrana timpânica
7. Aumento da pressão intraocular
8. Epistaxe maciça
9. Pneumotórax
10. Pneumoencefalia

Não cumprimento do CPAP

A maior preocupação com a terapia CPAP nasal é a adesão a longo prazo, porque a utilização contínua do dispositivo exige um compromisso considerável por parte do doente. Os doentes que mais sofrem desta doença têm maior probabilidade de serem consistentes com a sua utilização. O não cumprimento do CPAP ocorre principalmente devido a efeitos secundários como nariz seco, congestão nasal, irritação da pele e irritação dos olhos (devido a fugas de ar à volta da máscara).

Por este motivo, estão a ser feitas tentativas para melhorar o dispositivo e aumentar a sua utilização. Exemplos disto incluem uma função de rampa, que começa com uma pressão mais baixa e aumenta gradualmente depois de o doente adormecer, e um CPAP de dois níveis (BiP AP), que tem diferentes pressões expiratórias e inspiratórias.

As tiras de queixo para garantir o fecho da boca, uma máscara mais bem ajustada ou a humidificação são frequentemente úteis. A adesão ao tratamento melhora significativamente quando os doentes frequentam uma clínica de grupo destinada a encorajar a utilização do CPAP e a abordar os efeitos adversos do dispositivo.

Vantagens do CPAP:

1. Melhora a capacidade de dormir sem acordar.
2. Reduz o risco de sofrer um ataque cardíaco, um acidente vascular cerebral ou outro evento cardiovascular.
3. Ajuda a baixar a tensão arterial.
4. Reduz a sonolência diurna.
5. Pode reduzir os níveis de glicose e colesterol no sangue.

Desvantagens do CPAP:

1. Desconforto e dificuldade em adormecer, sobretudo no início.
2. Uma sensação de claustrofobia ou ansiedade.
3. Congestão nasal.
4. Boca seca.
5. Hemorragias nasais.
6. Irritação da pele ou feridas onde a máscara toca no rosto.
7. Sensação de estar cheio de ar.[19]

TRATAMENTO ORTODÔNTICO DA APNEIA OBSTRUTIVA DO SONO

Os dispositivos orais colocados na boca ao deitar para manter a mandíbula e a língua numa posição avançada durante o sono podem evitar a obstrução das vias aéreas superiores durante o sono. Esta terapia demonstrou ser útil principalmente em doentes com ressonar simples e em doentes com AOS ligeira a moderada.

Os aparelhos utilizados podem ser divididos nas duas categorias básicas seguintes:

1. Dispositivos de retenção da língua (TRD),
2. Aparelhos de avanço mandibular (AAMs).

Dispositivos de retenção da língua (TRD)

É eficaz desde que a vedação por sucção seja mantida, o que normalmente acontece em menos de metade da noite.

O Dispositivo de Retenção da Língua (fig.) foi desenvolvido pela primeira vez por um médico em 1979. Trata-se de um dispositivo em forma de bolha feito de polivinil macio. O TRD utiliza a sucção, causada pela colocação da língua numa taça ou bolha posicionada entre os dentes anteriores, para manter a língua numa posição anterior enquanto o doente dorme, impedindo-a de cair para trás e de ser puxada para baixo pela pressão negativa da inspiração. Os dentes do doente assentam em sulcos personalizados. O doente posiciona os dentes nas ranhuras, introduz a língua para a frente na bolha até que a sucção agarre e mantenha a língua no lugar.

O TRD é considerado mais útil em doentes com línguas muito grandes, má saúde dentária, ausência de dentes, dores articulares crónicas ou se a apneia do sono for pior quando estão deitados de costas do que quando estão deitados de lado à noite.

Este aparelho não pode ser utilizado por pessoas com língua presa, com excesso de peso superior a 50% do seu peso corporal ideal, que rangem os dentes à noite ou que têm o nariz entupido de forma crónica.

Os pacientes queixam-se mais frequentemente de irritação na ponta da língua (que pode ser dolorosa, ou causar irritação a alimentos picantes e salgados). Os doentes também precisam de praticar a deglutição com o aparelho colocado, porque a língua não se pode mover no seu padrão normal. Este aparelho também força a respiração nasal e pode ser difícil de usar se o paciente tiver nariz entupido ou alergias. Uma forma deste aparelho vem com "tubos de respiração" em ambos os lados da bolha frontal, mas nenhuma pesquisa foi feita usando esta forma do aparelho.

O TRD funciona melhor quando o paciente o combina com "mudanças comportamentais", como perda de peso e dormir de lado (evitando dormir de costas). Este é o único aparelho que funciona consistentemente bem em pacientes que não têm dentes.[21]

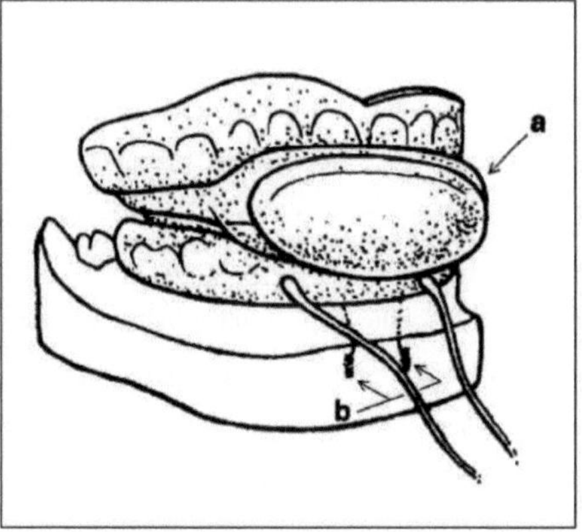

Dispositivos de retenção da língua (TRD)

O SNOR-X é um protetor bucal que segura suavemente a língua para a frente durante o sono, mantendo as vias respiratórias superiores abertas e livres de obstrução. A prevenção desta obstrução alivia o ressonar. O SNOR-X é composto por duas peças, uma manga para a língua e um anel de plástico que envolve o dispositivo e é mantido no lugar pelos entalhes de cada lado da manga. O doente coloca a língua na manga da língua e aperta a extremidade frontal do dispositivo para criar uma sucção suave que mantém a língua numa posição estendida. O doente pode ajustar a extensão da língua para maior conforto e eficácia. As aberturas de ar são esculpidas na superfície superior do dispositivo para facilitar a respiração pela boca.

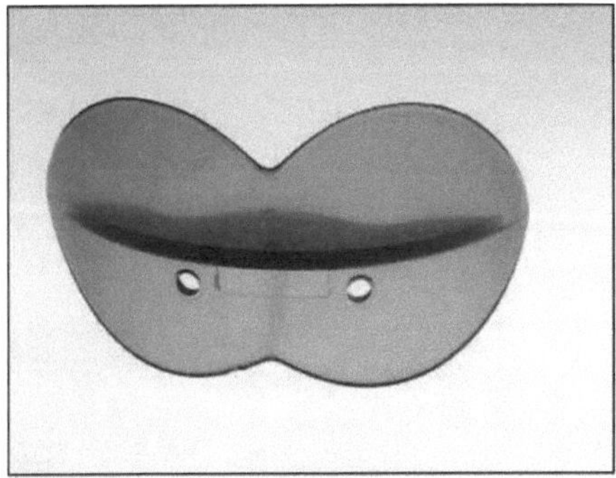

SNOR-X

O SNOR-X é fabricado em silicone de qualidade médica, não requer fabrico laboratorial e está disponível em vários tamanhos de stock. Mantém a protrusão da língua através da pressão negativa criada no bolbo de vácuo anterior. Um protetor labial extra-oral evita o retrolapso da língua durante o sono e também permite um grau de ajuste protrusivo da língua. O SNOR-X não fica retido nos dentes de forma alguma e permite total liberdade de movimentos.[26]

O estabilizador de língua é fabricado em Elvax (etileno acetato de vinilo) e foi concebido para ser utilizado no tratamento do ressonar em pacientes dentados e edêntulos. A língua é mantida para a frente numa posição protrusiva por uma suave pressão negativa de uma câmara de sucção anterior. Intra-oralmente, o Estabilizador de Língua apenas se estende para a língua para além da região incisal, ajudando assim a reduzir a salivação excessiva e permitindo ainda a respiração oral (se necessário). Externamente, o Estabilizador de Língua tem suportes verticais ocos que aumentam a pressão de vácuo. Para pacientes edêntulos, o suporte vertical inferior estende-se mais inferiormente e está situado extra-oralmente.

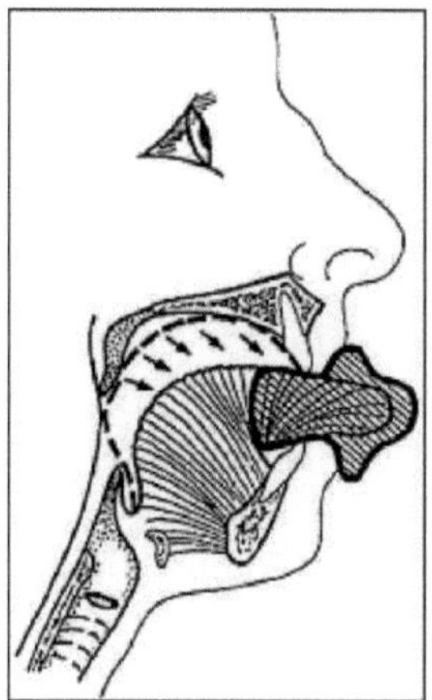

ESTABILIZADOR DE LÍNGUA

O Estabilizador de Língua foi desenhado anatomicamente para se ajustar confortavelmente à língua numa posição protrusiva e, como tal, está disponível em dois tamanhos principais, médio e grande. A medição da língua antes da colocação do aparelho não é necessária, uma vez que o tamanho médio é quase universal. Outros tamanhos estão disponíveis mediante pedido. Não é necessário efetuar uma impressão para o fabrico do Estabilizador de Língua.

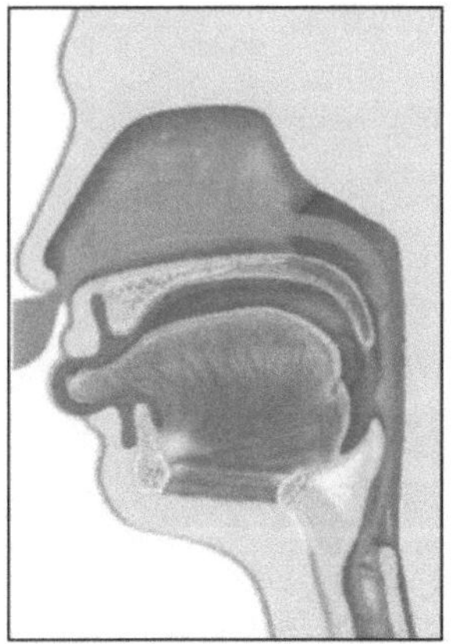

Exemplo de dispositivo de retenção da língua em cristas edêntulas. A língua é mantida na posição anterior por sucção criada no bolbo oco.[21]

APARELHOS DE AVANÇO MANDIBULAR

A utilização de dispositivos orais no tratamento de perturbações respiratórias relacionadas com o sono remonta ao início do século XX. Estão disponíveis vários modelos de MAAs que utilizam diferentes materiais. Estes dispositivos são feitos principalmente de acrílico transparente e são encaixados nos dentes. As peças do aparelho acrílico são ligadas com hastes e parafusos ajustáveis ou com braços extensíveis de plástico de vários comprimentos.

Os aparelhos orais utilizados para o avanço da mandíbula são de três tipos básicos:

1. Aparelhos não ajustáveis
2. Aparelhos ajustáveis
3. Reposicionadores mandibulares combinados com fixação CPAP

APARELHOS NÃO AJUSTÁVEIS

Este aparelho utiliza vários grampos para bloquear positivamente a mandíbula no aparelho e evitar a sua retrusão. Como se trata de um aparelho de uma só peça, é possível controlar a dimensão vertical alterando a altura do aparelho. Neste desenho, há também uma via aérea maior cortada no acrílico.

Aparelho de dormir elastomérico

Construído num laboratório de prótese dentária, é feito de um silicone macio e maleável, injetado à medida, e é mantido nos dentes. Não existem fechos ou fios para ajustar. A flexibilidade do material permite um elevado grau de conforto para o paciente. O aparelho Elastomeric não é ajustável em termos de protrusão. A abertura vertical é de 5 mm e a mandíbula tem um movimento limitado devido à elevada flexibilidade do material.

Este aparelho mantém as vias respiratórias abertas, segurando diretamente a mandíbula numa posição para baixo e para a frente com uma flange inclinada. Este rebordo é feito de um material termoplástico que amolece à temperatura do corpo, mantendo-o confortável para o doente. O corpo do aparelho é feito de acrílico duro e encaixa-se na arcada superior. A dentição inferior é profundamente indexada na superfície oclusal do aparelho para manter a mandíbula na posição anterior. Um orifício de respiração é colocado na parte anterior do aparelho para permitir uma respiração fácil durante a noite.

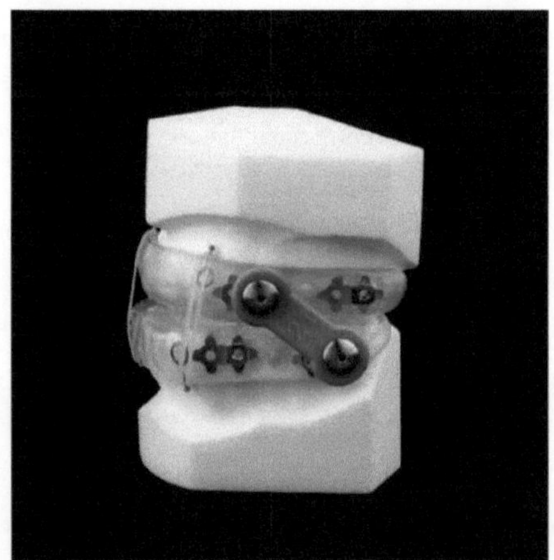

APARELHO ELASTOMÉRICO PARA DORMIR

Este aparelho mantém as vias respiratórias abertas, segurando diretamente a mandíbula numa posição para baixo e para a frente com uma flange inclinada. Este rebordo é feito de um material termoplástico que amolece à temperatura do corpo, mantendo-o confortável para o doente. O corpo do aparelho é feito de acrílico duro e encaixa-se na arcada superior. A dentição inferior é profundamente indexada na superfície oclusal do aparelho para manter a mandíbula na posição anterior. Um orifício de respiração é colocado na parte anterior do aparelho para permitir uma respiração fácil durante a noite.

A OSAP é uma boquilha de avanço mandibular de cobertura total feita de um material macio e flexível para garantir o máximo conforto para o paciente. O OSAP é feito à medida, com ou sem uma passagem de ar oral, para uma eficácia óptima. O aparelho é compatível com as técnicas de branqueamento em casa ou no consultório. Está também disponível uma versão de teste semi-universal pronta a usar para os pacientes que não suportam ter as suas impressões tiradas. Além disso, a versão de teste é uma forma económica de testar a tolerância de um determinado paciente à terapia oral. Funciona bem com pacientes edêntulos superiores e alguns totalmente edêntulos.[33] A SAGA incorpora os mesmos materiais e tecnologia utilizados para fabricar a tala Goldilocks da Accutech, que consiste numa concha de acrílico duro laminada num revestimento de vinil macio. As duas arcadas estão ligadas na parte posterior para manter a mandíbula numa posição protrusiva e aberta.

O Snore Free é um aparelho de reposicionamento mandibular termoplástico de uma só peça que é fabricado na cadeira. É fornecido num kit que contém tudo, desde instruções completas, a todos os formulários necessários para examinar os seus pacientes para detetar o ressonar e a apneia. Quando é necessário um aparelho para trazer a língua para a frente e desobstruir as vias respiratórias na região hipofaríngea, este aparelho é uma boa opção, pois é barato e fácil de usar.

O Snore Guard, um aparelho oral facilmente montado ao lado da cadeira, é composto por uma estrutura moldada para se adaptar à arcada dentária superior do utilizador e para criar uma rampa por detrás dos anterios inferiores. Esta rampa impede que o maxilar do utilizador recue; além disso, a língua procura uma abertura entre a parte superior e inferior do Snore Guard, mantendo assim a passagem de ar da garganta aberta.

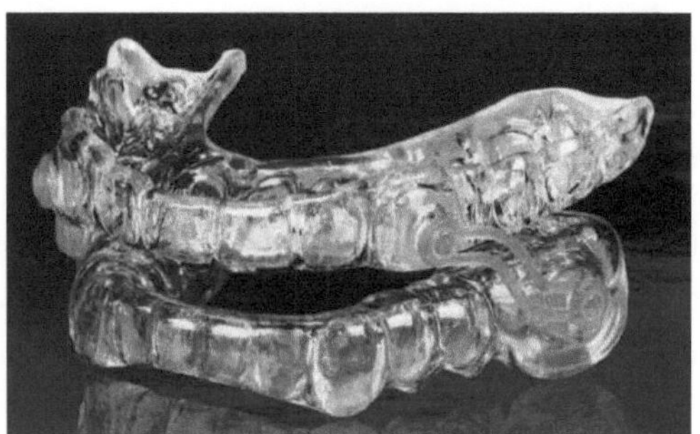

PROTECÇÃO DO DORSO

É feito de dois termoplásticos de policarbonato fundidos sob alta pressão. Esta combinação única de materiais permite a estabilidade da unidade, ao mesmo tempo que proporciona facilidade de utilização e de inserção.

O Snore Guard é comercializado desde 1989, com uma taxa de sucesso de 95% na redução do ressonar. O design do Snore Guard permite que o utilizador respire oralmente enquanto promove a respiração nasal. Também permite o movimento lateral da mandíbula.[33]

APARELHOS REGULÁVEIS:

O Posicionador PM Ajustável utiliza materiais e um design que minimizam o tempo de consultório e proporcionam ao paciente o controlo do ajuste da posição do maxilar sob a supervisão do dentista. Estudos de investigação demonstraram que este aparelho é bem sucedido no tratamento de 77% dos pacientes com apneia obstrutiva do sono moderada. O aparelho adapta-se a todos os dentes maxilares e mandibulares e é feito de um material acrílico especial que amolece em água quente para proporcionar uma combinação de conforto, resistência e retenção. Este material provou ser muito durável. Os parafusos de expansão estão localizados nas áreas vestibulares direita e esquerda para permitir um espaço máximo para a língua e um fácil posicionamento anterior-posterior da mandíbula para obter uma eficácia óptima. Este desenho permite um amplo movimento lateral e protrusivo para manter o conforto da mandíbula.

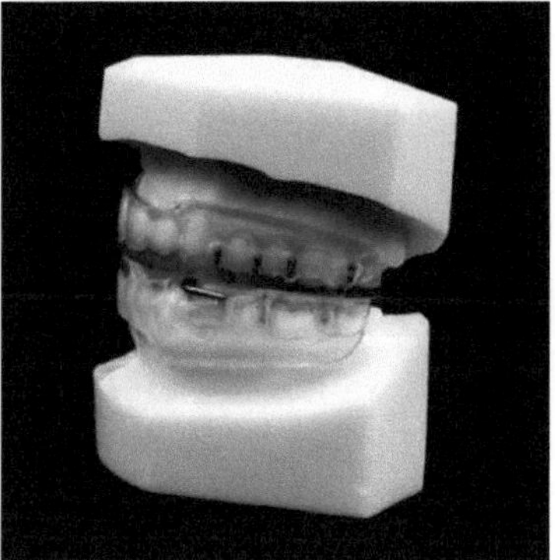

POSICIONADOR PM AJUSTÁVEL

O dispositivo utiliza um método de retenção único que consiste em pequenas projecções de acrílico no interior do dispositivo que se agarram confortavelmente às áreas de corte inferior de dois dentes posteriores em cada quadrante. Por conseguinte, não são necessários grampos metálicos.[37]

O aparelho EMA - Custom é um aparelho oral simples e de fácil utilização, criado para o tratamento não invasivo do ressonar e da AOS. O mecanismo de tratamento primário de abrir a mordida e mover suavemente a mandíbula para a frente é conseguido com o uso de tiras elásticas intercambiáveis que oferecem vários graus de avanço mandibular. A flexibilidade destas tiras elásticas proporciona um movimento lateral inigualável e um conforto geral da ATM. As bases formadas por pressão com 2 mm de espessura oferecem retenção ortodôntica (resultando em nenhum movimento dentário) e espaço máximo para a língua anterior, uma vez que não existem projecções no palato.

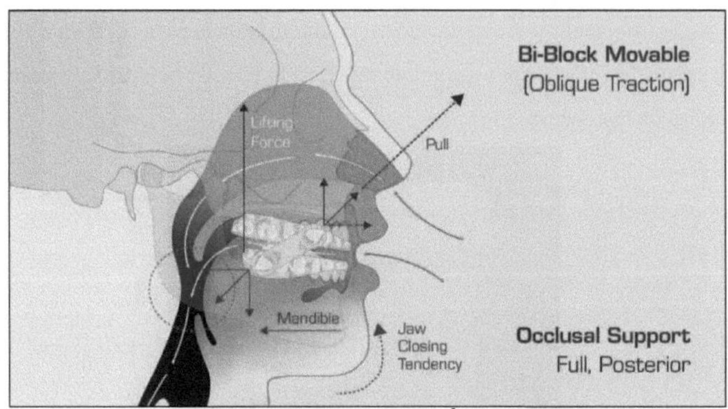

AVANÇO MANDIBULAR ELÁSTICO (EMA)

O aparelho Elastic Mandibular Advancement (EMA) utiliza força elástica para avançar a mandíbula. As moldeiras plásticas manuais são moldadas sob pressão nos modelos do paciente e utilizam as áreas de rebaixamento dos dentes para retenção. Isto assegura que não haverá movimento dos dentes do paciente. Os planos de mordida são utilizados para abrir a mordida. O avanço mandibular é conseguido com cintas de diferentes comprimentos. A tração elástica também pode ser ajustada de acordo com a musculatura do doente. As correias permitem um movimento lateral completo.[37]

O aparelho Herbst provou ser eficaz em doentes com ressonar crónico e apneia obstrutiva do sono ligeira a moderada. Este aparelho permite que os pacientes se movam lateralmente e verticalmente sem desengatar o aparelho. Além disso, se for determinado que a posição inicial não proporciona o alívio esperado da condição, a mandíbula pode ser facilmente movida para frente através de duas opções de ajuste. A primeira opção é a ferragem tradicional com conjuntos de calços de 1, 2 e 3 mm para avançar apenas esses incrementos. A segunda é a versão telescópica, que permite ao médico avançar em incrementos de ¼ mm, efectuando uma volta completa do colar de protrusão até 6-8 mm da posição inicial. O aparelho pode ser fabricado em acrílico duro, materiais termoactivos e macios e é fixado ao dente por meio de um fecho de fricção ou grampos.

O aparelho Herbst é um reposicionador mandibular que tem sido usado há muitos anos para terapia ortodôntica e da ATM antes de ser modificado para o tratamento de distúrbios respiratórios do sono.

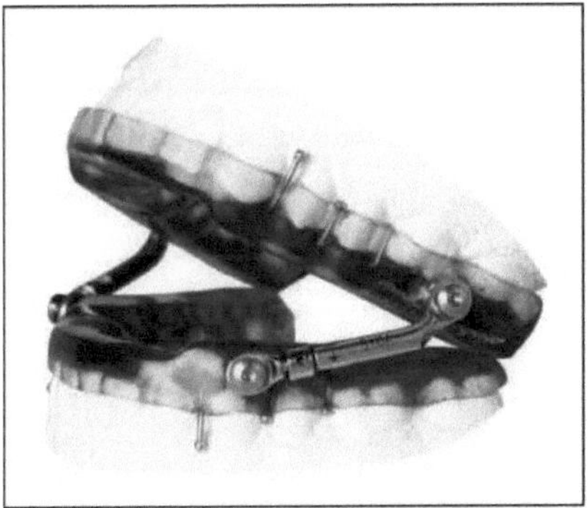

ELECTRODOMÉSTICOS HERBST

A maior vantagem do aparelho Herbst é o facto de permitir um ajuste protrusivo mandibular muito rápido, fácil e preciso. Isto é conseguido através da simples manipulação do mecanismo do êmbolo da haste/manga. A abertura vertical varia de 5 mm e a liberdade de movimento da mandíbula na direção lateral é limitada. Os elásticos interarcos bilaterais são recomendados para manter a mandíbula fechada durante o sono.

Alguns clínicos acreditam que o movimento lateral limitado da mandíbula inferior durante o uso do aparelho é benéfico para o conforto da ATM, enquanto outros acreditam que não traz nenhum benefício. Além disso, alguns clínicos acham que a eficácia fica comprometida se a mandíbula puder descer até mesmo um milímetro durante o uso do aparelho, enquanto outros não encontram nenhuma diferença. Essas são duas áreas que requerem mais estudos científicos. Atualmente, não temos conhecimento do efeito exato desses parâmetros na eficácia do aparelho.

O aparelho é constituído por bases termoplásticas de arco completo maxilar e mandibular com fixações tipo velcro nas superfícies oclusais de ambos. A fixação é efectuada por fricção nos dentes. Estas permitem um ajuste simples e fácil antero-posterior e à esquerda e à direita numa vasta gama. Os ajustes são facilmente efectuados pelo médico ou pelo doente.[37]

Klearway é um aparelho oral totalmente ajustável utilizado para o tratamento do ressonar e da apneia obstrutiva do sono ligeira a moderada. Fabricado em resina acrílica termoactiva, o Klearway torna-se maleável para uma fácil inserção e confirma-se firmemente na dentição para um ajuste excelente, diminuindo significativamente o desconforto dos tecidos moles e dos dentes. Pequenos incrementos

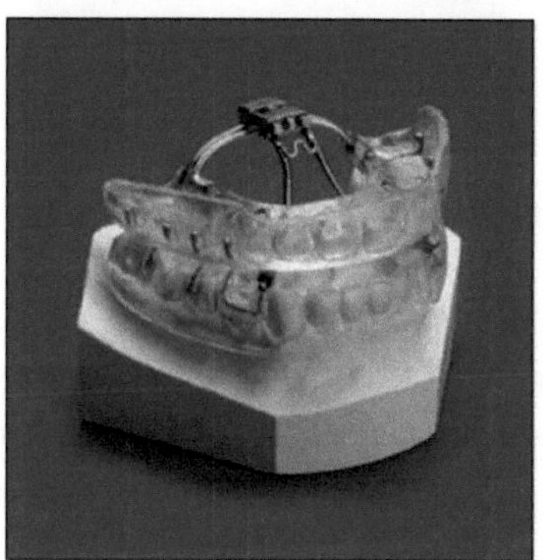

APARELHO KLEARWAY

(0,25 mm) de avanço do maxilar inferior para a frente são iniciados pelo doente sob a direção de um dentista, o que ajuda a evitar movimentos rápidos do maxilar que podem causar um desconforto significativo ao doente. O aparelho não interfere no espaço da língua.

Uma vez aquecida sob água quente e inserida, a resina acrílica endurece à medida que arrefece até à temperatura corporal e fixa-se firmemente a ambas as arcadas. O movimento lateral e vertical da mandíbula é permitido, o que permite ao paciente bocejar, engolir e beber água sem deslocar o aparelho.[37]

O posicionador ajustável de Thornton (TAP) é um dispositivo de avanço mandibular composto por duas arcadas separadas (maxilar e mandibular) que contêm um mecanismo de avanço que permite um avanço ilimitado do maxilar inferior. As arcadas são adaptadas ao modelo do paciente. O mecanismo de avanço é engatado e o mecanismo de parafuso na bandeja superior é então rodado para avançar a mandíbula até o paciente começar a sentir qualquer desconforto na articulação temporomandibular ou nos músculos faciais (protrusão mecânica máxima que é uma média de 2,5 mm para além da protrusão máxima). O parafuso de avanço é então rodado para trás até o doente se sentir confortável.

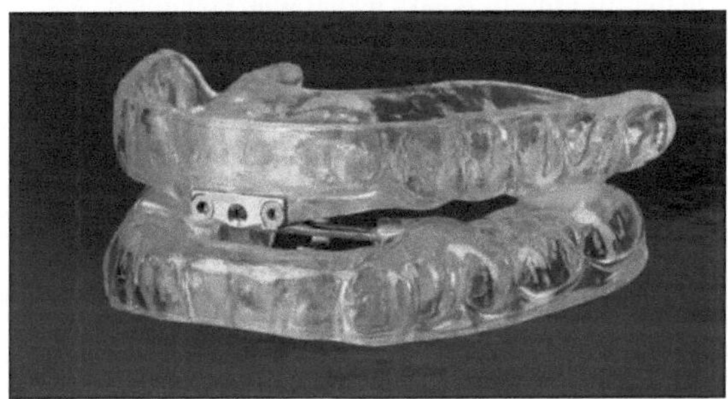

POSICIONADOR AJUSTÁVEL THORNTON (TORNEIRA)

Outras caraterísticas do TAP incluem:

- Capaz de tratar a apneia obstrutiva do sono grave.
- Ajustável em incrementos de 0,25 mm.
- Infinitamente ajustável no sentido anterior/posterior) após a construção.
- Liberdade lateral ajustável após a construção.
- Ajustável pelo paciente enquanto está na boca.
- Apenas contacto anterior.
- Facilmente maximizado na boca.
- Não há ajustamento da parte posterior aquando do ajustamento da protrusão.
- Encaixe mínimo na língua (lateral e palatalmente).
- Protrusão medida com o aparelho na boca.
- Acessório para máscara CPAP.
- Ajustável no laboratório do sono.
- Mecanismo de regulação amovível.

- Três mecanismos de regulação.
- Auto-ajustamento.
- Porca fixa.
- Fio de aço inoxidável.
- Ajuste para além da saliência máxima.
- Não há registos interoclusais.
- Posição definida aquando da entrega.

Numerosos materiais utilizados para o aparelho, incluindo:

- Revestimento termoplástico
- Laminado triplo de etil vinil acetato, acrílico e policarbonato
- Acrílico

Caraterísticas:

- Sem polimento.
- Não há remakes com modificações dentárias.
- Material de revestimento adicionado e removido no escritório.
- Resiliente (sem distorção com forças protrusivas).
- Cada aparelho é montado separadamente.
- Os auxiliares são facilmente treinados para se adaptarem ao aparelho.
- Excelente retenção sem fios.
- Facilmente fabricado no consultório dentário.
- Facilmente reparado no consultório dentário.

O APM Ultra é a próxima geração de posicionadores PM ajustáveis. O APM Ultra incorporou muitas caraterísticas de design que aumentarão o conforto e a aceitação do paciente, para além da eficácia. As caraterísticas de design incluem:

- Fabricado num confortável acrílico sensível ao calor
- Retenção por projecções de acrílico (sem fechos)
- Aberto na parte anterior para facilitar a respiração pela boca (ou nariz)
- Excelente liberdade de movimento do maxilar (6 mm de excursão lateral)

- Parafusos de expansão mais pequenos nos segmentos vestibulares R e L

O NORAD é um aparelho de reposicionamento mandibular de colocação imediata, auto-titulável, para a gestão e tratamento do ressonar e da apneia do sono. O aparelho, que é fabricado na cadeira, funciona reposicionando o maxilar inferior para baixo e para uma posição ligeiramente mais avançada.[38]

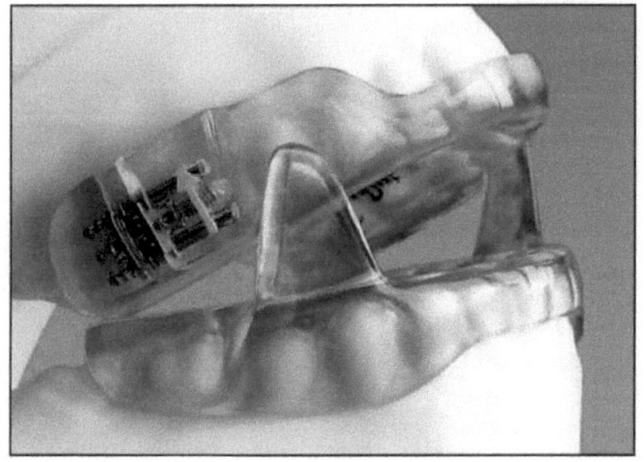

DILATADOR ORAL NOCTURNO DAS VIAS RESPIRATÓRIAS (NORAD)

Aparelho MDSA Aparelho médico-dentário para dormir (MDSA) Um tratamento seguro e eficaz para o ressonar e a apneia do sono ligeira a moderada.

O MDSA é:

- Eficaz
- Confortável
- Fácil de manter limpo
- Simples de utilizar

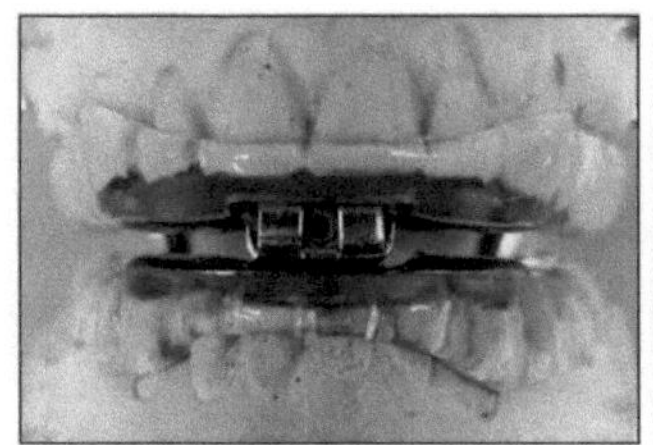
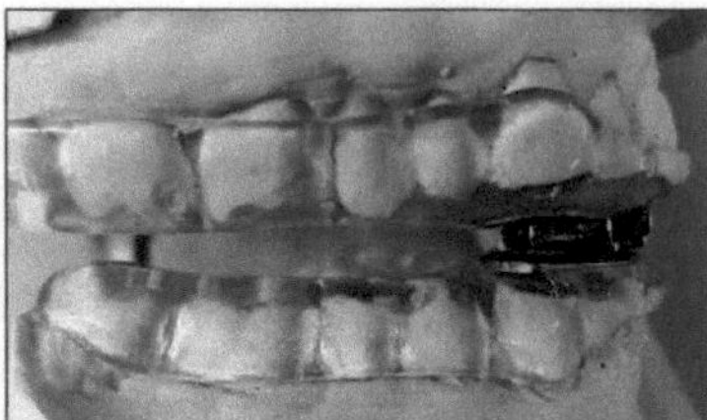

APARELHO MÉDICO DENTÁRIO PARA DORMIR (MDSA)

É um aparelho de avanço mandibular titulável com estas caraterísticas especiais adicionais:

- Possibilidade de ajustar o avanço quando o aparelho está no lugar.
- O movimento lateral da mandíbula quando o aparelho está colocado reduz os problemas da ATM e melhora o conforto.
- O perfil baixo do aparelho permite uma abertura mínima da mordida.

O MDSA fabricado em laboratório mantém a mandíbula e a língua para a frente e evita que a garganta entre em colapso durante o sono.

A adesão e o conforto do paciente foram significativamente maiores com o MDSA do que com o CPAP. O MDSA é cientificamente comprovado como um método eficaz para o tratamento do ressonar e da apneia do sono ligeira a moderada.

O MDSA é uma terapia alternativa quando outros tratamentos que envolvem CPAP nasal ou cirurgia não são aceites.[38]

REPOSICIONADORES MANDIBULARES COMBINADOS COM ACESSÓRIO CPAP

Os doentes que não conseguem utilizar uma máscara nasal devido a claustrofobia, dores de cabeça devido a correias de queixo ou acessórios de cabeça e queixas de fugas da máscara que provocam irritação ocular e sinusite podem beneficiar da utilização da ventilação por máscara oral com o OPAP. A pressão de ar positiva oral fornecida por um aparelho dentário patenteado recentemente concebido (OPA

P) é uma alternativa de tratamento à pressão de ar positiva aplicada por via nasal (CPAP ou BiPAP). Pensa-se que o avanço mandibular e a modificação das estruturas das vias aéreas superiores aumentam a via aérea ou reduzem a sua colapsabilidade.

O OPAP é um aparelho oral que incorpora uma via aérea e uma posição mandibular na sua conceção e função. Garante uma via aérea para a retrofaringe durante o sono e permite a administração de pressão de ar positiva (CPAP ou BiPAP) através dela, se necessário. A combinação do posicionamento mandibular e a criação de uma via aérea permite um modo alternativo de tratamento para a via aérea colapsável encontrada em pacientes com AOS. Este tipo de aparelho dentário pode ser utilizado para casos ligeiros a graves de AOS.

Em primeiro lugar, é feita uma avaliação médica e dentária do paciente para determinar a adequação de um aparelho oral. Em seguida, é feito um encaminhamento para um especialista em sono dentário. Um exame dentário completo, incluindo panorex, cefalometria e ultrassonografia da articulação da ATM, é realizado antes de se proceder à recolha de impressões dentárias. Um registo da mordida é então obtido, permitindo que o aparelho OPAP seja feito à medida das impressões dentárias do paciente. Uma vez obtido um ajuste confortável, o OPAP foi ligado ao CPAP ou BiPAP através da tubagem padrão. Recomenda-se então um teste de polissonografia de titulação com o OPAP e a pressão de ar positiva.

As principais queixas com o OPAP incluíam secura oral, salivação excessiva, desconforto ao expirar contra o CPAP. A secura melhora com a utilização de um humidificador em linha. A salivação excessiva melhorou com a adaptação e o uso contínuo do aparelho oral. O desconforto com a expiração contra o CPAP administrado por via oral melhorou com o uso do BiPAP administrado por via oral. O OPAP foi concebido para pacientes com e sem dentes.

O CPAP/PRO é um dispositivo de almofada nasal que é mantido no lugar por um aparelho personalizado ou de ferver e morder. Também pode ser acoplado a um aparelho de reposicionamento mandibular.

Indicações:

- AOS ligeira a moderada e doentes que não excedam 125%-150% do seu peso corporal ideal.
- Ressonar, AOS ligeira
- Retrognatismo
- Falha noutras modalidades de tratamento, especialmente eficazes se os outros tratamentos não conseguiram reduzir a RDI para um nível aceitável
- O doente recusa a cirurgia
- Os pacientes têm um risco cirúrgico reduzido, estão clinicamente comprometidos ou são idosos

- Os pacientes não cumprem o CPAP
- Os pacientes respiram pela boca ou pelo nariz
- Como ferramenta de diagnóstico antes da cirurgia maxilo-facial

Contra-indicações:

- Doença periodontal grave
- Doença existente na articulação temporomandibular (artrite, etc.)
- Músculos masseteres dolorosos
- Dentição incompleta que compromete a retenção do aparelho
- Cristas edêntulas atróficas evidenciadas por uma retenção deficiente da prótese
- Hipoxemia grave
- AOS grave
- Crianças em crescimento
- Alcance protrusivo da mandíbula < 7 mm
- Capacidade de abertura interincisal de 30 + mm
- Doentes desmotivados

- Obesidade mórbida (circunferência do pescoço <20" ou peso superior a 300 lb. para os homens. Circunferência do pescoço acima de 17" para mulheres). Os pacientes obesos são menos aderentes ao uso do aparelho oral. Os pacientes com mais de 150% do peso corporal ideal não respondem bem à terapia com o aparelho oral, pois a obesidade limita o espaço aéreo da faringe, aumentando a obstrução.[38]

Mecanismo de ação dos aparelhos de avanço mandibular:

A maioria dos aparelhos permite a abertura da boca e o movimento lateral da mandíbula. O aparelho oral é inicialmente ajustado para 75% da amplitude protrusiva da mandíbula. No entanto, podem ser necessários vários ajustes finais iniciais para otimizar o avanço e minimizar o desconforto. Os AAMs são projetados para avançar a mandíbula em relação à maxila, criando mais espaço atrás da língua e estabilizando o lúmen faríngeo durante o sono.

Esta posição anterior pode ser mantida através da utilização de um aparelho de peça única, ou fixo, que mantém a maxila e a mandíbula unidas, sendo a retenção fornecida por grampos, acrílico ou um polímero termoplástico. Os orifícios de respiração anteriores podem ser necessários para alguns pacientes para permitir a respiração oral, especialmente para aqueles com fluxo de ar nasal restrito.

Seleção de pacientes e factores de previsão da eficácia dos aparelhos de avanço mandibular:

Os pacientes com sintomatologia sugestiva de AOS devem ser submetidos a um estudo do sono para determinar a presença e avaliar a gravidade da AOS, para que o médico possa formular a melhor abordagem terapêutica. O candidato ideal para um aparelho oral é um doente sintomático que não seja obeso, que ressone ou tenha AOS ligeira a moderada, que tenha uma amplitude de movimento protrusiva adequada da mandíbula e que tenha uma dentição adequada. Para além disso, os aparelhos orais podem ser utilizados em doentes que não toleram o CPAP ou naqueles em que a intervenção cirúrgica falhou. No entanto, as medições obtidas através de imagens cefalométricas podem revelar-se um método fiável para selecionar os doentes que podem beneficiar da utilização destes dispositivos. Geralmente, os aparelhos orais são mais eficazes em doentes com apneia do sono ligeira a moderada.

O sucesso do avanço mandibular no tratamento da AOS não depende em grande medida do tipo de dispositivo protético utilizado, uma vez que tanto os dispositivos de uma peça como os de duas peças provaram ser eficazes. No entanto, para obter melhores resultados, o dentista deve efetuar uma avaliação inicial minuciosa e um acompanhamento regular e colaborar com um especialista do sono para determinar os melhores modos de tratamento.

Predictors of the efficacy of the mandibular advancement devices		
Physical characteristics	**Patients with poor response**	**Patients with good response**
Maxillary position	Reduced	Forward
Size of oropharynx	Larger	Smaller
Status of maxillary molars	Overerupted	Erupted
Incisor overjet	Larger	Smaller
Size of pharynx and soft palate	Shorter pharynxadn/ or larger soft palate	Longer pharynx and/ or smaller soft palate
Body mass index	Higher	Lower
Age of years	Older	Younger

Caraterísticas de desenho dos aparelhos de avanço mandibular:

Apesar da grande variedade de aparelhos descritos na literatura, a maioria dos grupos de estudo é pequena e há poucas indicações sobre quais caraterísticas de design podem ser importantes para o sucesso. Os autores, com base na sua experiência neste campo, acreditam que os seguintes princípios devem ser seguidos, pelas razões apresentadas abaixo:

- Uma dentição saudável e um periodonto de suporte.
- Protrusão suficiente para manter a permeabilidade das vias aéreas. Embora o grau de protrusão para a frente que é possível atingir varie de indivíduo para indivíduo, o objetivo deve ser atingir a protrusão máxima confortável. Este valor situa-se frequentemente entre 50 e 75% da protrusão máxima do indivíduo. A este respeito, um MAA que permite um avanço incremental oferece vantagens claras.
- Abertura vertical mínima: Um MAA que promove a abertura mandibular resulta numa rotação da mandíbula para baixo e para trás, com um movimento posterior concomitante da língua e do palato mole. Isto pode anular os benefícios da protrusão para a via aérea, resultando num maior estreitamento da via aérea faríngea, particularmente ao nível da hipofaringe.
- Cobertura oclusal completa: Isto deve evitar quaisquer alterações indesejadas na oclusão resultantes da erupção excessiva de dentes não opostos.
- Boa retenção: É importante assegurar que a tala é bem retida pela dentição, de modo a evitar o descolamento e, consequentemente, a perda da abertura antero-posterior desejada da via aérea, conseguida através da postura anterior da mandíbula. A utilização de elásticos intermaxilares curtos pode ajudar a evitar a abertura da boca durante o sono
- Incorporação de uma abertura anterior na tala. Isto é particularmente útil para os indivíduos que respiram pela boca e que dispõem de aparelhos de

uma só peça formados a vácuo. Em geral, é preferível um dispositivo de duas peças.

Gestão clínica e acompanhamento

É importante que os pacientes com AOS moderada a grave, tratados com um MAA, tenham consultas regulares de acompanhamento para monitorizar a adesão ao tratamento, avaliar a necessidade de mais modificações no aparelho para garantir a máxima eficácia clínica e avaliar a saúde da dentição e das estruturas de suporte. Estes doentes devem também ser submetidos a uma medição objetiva da respiração durante o sono, idealmente por polissonografia, com o AIM *in-situ,* para garantir um benefício terapêutico satisfatório.[8]

Vantagens do avanço mandibular Terapia com aparelhos

- Clinicamente eficaz na AOS ligeira a moderada. O ressonar, a causa mais comum de encaminhamento e de perturbação para o resto da família, melhorou significativamente com base em avaliações subjectivas e objectivas. A maioria dos indivíduos, com 70% a atingir uma redução mínima de 50% no IAH. Também foram registadas melhorias na qualidade do sono e na sonolência diurna.
- Relativamente pouco dispendioso em comparação com os custos associados a outras modalidades de tratamento não cirúrgico e cirúrgico.
- Facilmente acessível.
- Não invasivo e reversível, ao contrário do tratamento cirúrgico.
- Embora os dados sobre o cumprimento a longo prazo sejam limitados, o cumprimento global varia entre 50 e 100%.

Desvantagens dos aparelhos de avanço mandibular

- Efeitos secundários a curto prazo. Estes incluem desconforto nos músculos da mastigação, salivação excessiva e uma mordedura anormal ao acordar. Estes efeitos parecem ser transitórios e sem qualquer complicação duradoura.

- Complicações posteriores podem resultar em desconforto na ATM e alterações na oclusão. Foram observadas pequenas alterações no overjet, na sobremordida, na relação molar e na posição mandibular, que requerem uma avaliação mais aprofundada. Como tal, estes aparelhos só devem ser colocados por pessoal qualificado, com formação e experiência em cuidados de saúde oral, na articulação temporomandibular e na oclusão.

Para garantir um benefício terapêutico satisfatório, os pacientes com AOS moderada a grave devem ser submetidos a uma medição objetiva da respiração durante o sono, com o aparelho oral colocado.(4 7[23, 2, 2, 3,] 44[7,] 54)

PROCEDIMENTOS CIRÚRGICOS

Atualmente, é utilizada uma grande variedade de procedimentos cirúrgicos para tratar a AOS.

TRAQUEOSTOMIA

A traqueostomia permanente foi o primeiro procedimento cirúrgico eficaz realizado para o tratamento da AOS. Na década de 1970 e no início da década de 1980, era de longe o procedimento cirúrgico mais comum para este problema. A traqueostomia tem uma taxa de sucesso de quase 100% na reversão dos sinais e sintomas da Apneia Obstrutiva do Sono, uma vez que contorna todos os potenciais locais de obstrução das vias aéreas superiores.

Após a realização de uma traqueostomia que funcione adequadamente, verifica-se uma redução rápida e notável da sonolência diurna e uma melhoria acentuada do sono devido a uma grande redução da frequência dos despertares. Além disso, a hipoxemia, a apneia, a hipertensão pulmonar, a bradicardia e as disritmias sinusais diminuem drasticamente com o procedimento. A traqueostomia é claramente um tratamento cirúrgico eficaz para pacientes com Apneia Obstrutiva do Sono.

No entanto, apesar da sua eficácia, as desvantagens de uma traqueostomia permanente podem ter um efeito devastador nos doentes com Apneia Obstrutiva do Sono. Quase todos os doentes sofrem de depressão psicológica devido aos problemas sociais e médicos associados. O procedimento também deixa os pacientes esteticamente desfigurados e coloca-os em risco de complicações locais comuns de sangramento, infeção, dor e formação de tecido de granulação. Os doentes correm também um maior risco de complicações mais graves como a estenose traqueal ou a erosão de um vaso sanguíneo adjacente. A bronquite purulenta recorrente é um problema frequente em doentes com doença pulmonar crónica associada. Devido a estas desvantagens e complicações, a traqueostomia permanente deve ser reservada para casos graves de SAOS com sintomas cardiovasculares significativos.

UVULOPALATOFARINGOPLASTIA

A UPPP foi descrita pela primeira vez em 1964 para o tratamento do ressonar habitual por Ikematsu. Quando investigou os roncadores habituais, verificou que 91% tinham um estreitamento da orofaringe causado por um palato mole e uma úvula alongados e uma mucosa faríngea lateral redundante. O ressonar foi eliminado em 96% dos seus pacientes através da excisão da mucosa redundante nos pilares amigdalinos e da excisão parcial da úvula.

A UPPP é o procedimento cirúrgico que foi concebido para aumentar o espaço aéreo potencial na orofaringe através da realização de uma amigdalectomia e adenoidectomia, da excisão da úvula e da mucosa redundante da parede lateral da faringe, e da ressecção de 8 a 15 mm ao longo do bordo posterior do palato mole; resulta frequentemente numa melhoria sintomática e elimina o ressonar habitual em mais de 90% dos casos.

As complicações da UPPP estão relacionadas com alterações na função do palato mole. A fala hipernasal e as alterações na qualidade da fala geralmente não são observadas. A incompetência velofaríngea permanente ocorre em aproximadamente 5% a 10% dos pacientes. A ressecção excessiva dos pilares amigdalianos posteriores e o uso inadequado do eletrocautério aumentam a frequência dessa complicação. A dor pós-operatória após UPPP é considerável, e a analgesia narcótica deve ser titulada com cautela para evitar a exacerbação da apnéia obstrutiva do sono induzida por sedação. As mortes pós-cirúrgicas resultaram da combinação de edema faríngeo e uso de narcóticos.()[14,15]

CIRURGIA ORTOGNÁTICA

Relatos isolados do uso da cirurgia ortognática para o tratamento da SAOS apareceram pela primeira vez na literatura no final da década de 1970 e início da década de 1980. Em ambos os casos, o avanço mandibular reverteu completamente os sintomas da apneia obstrutiva do sono. Nos 10 anos seguintes, o avanço combinado da maxila, mandíbula e mento tornou-se o procedimento cirúrgico de escolha para o tratamento da SAOS. A técnica incluía uma osteotomia Le Fort I padrão em combinação com uma osteotomia sagital do ramo dividido

para o avanço da maxila e da mandíbula. Em muitos casos, foi também efectuada uma genioplastia de avanço, com ou sem miotomia e suspensão do hioide. O avanço maxilomandibular é um tratamento comprovado e eficaz para pacientes que apresentam obstrução na base da língua. É o procedimento mais eficaz para expandir a via aérea faríngea e melhorar ou eliminar a AOS, e é a melhor alternativa atual à traqueostomia.

Indicações

As indicações para este procedimento incluem deficiência mandibular grave, obesidade mórbida, SAOS grave (RDI > 50, dessaturações de oxigénio < 70%) e insucesso de outros tratamentos. Quando procedimentos adjuvantes como UPPP, glossectomia parcial e septoplastia fazem parte do plano de tratamento, a taxa de sucesso do avanço maxilomandibular parece aumentar. Isso corrobora a teoria de que a maioria dos pacientes com AOS tem vários níveis de obstrução nas vias aéreas superiores.

PROCEDIMENTOS ADJUVANTES

MIOTOMIA HIÓIDEA E SUSPENSÃO /AVANÇO GENIOPLASTIA

Em meados da década de 1980, Riley et al. analisaram os insucessos das UPPP e concluíram que a base da língua era o local persistente de obstrução. Atomicamente, a mandíbula e a base da língua estão relacionadas pelo músculo genioglosso, o hioide e a base da língua estão relacionados pelo músculo hioglosso e a mandíbula e o hioide estão relacionados pelos músculos supra-hióideos. Com base nessas relações, conceberam um procedimento cirúrgico para incorporar o tubérculo genial na osteotomia e, simultaneamente, avançar e suspender o osso hioide para a mandíbula. Os factores mais significativos para o sucesso do tratamento foram a ausência de obesidade (menos de 10% acima do peso corporal ideal) e o desenvolvimento normal do esqueleto mandibular.

GLOSSECTOMIA PARCIAL

A macroglossia é frequentemente observada em doentes com SAOS. Este procedimento envolve a ressecção do terço médio da língua, desde a ponta até à papila circunvalada. O paladar e a sensação são minimamente afectados pela ressecção do terço médio da língua. Uma vez que o edema pós-operatório pode ser significativo após este procedimento, os doentes devem ser observados atentamente durante 24 a 48 horas para detetar o comprometimento das vias respiratórias. A monitorização pós-operatória por oximetria de pulso é fortemente recomendada para estes doentes.

CIRURGIA NASAL

A obstrução nasal não é o principal fator contribuinte na maioria dos doentes com AOS moderada a grave. A obstrução pode ser causada por um desvio do septo nasal, pólipos nasais ou cornetos aumentados. Nestes doentes, a septoplastia, as polipectomias nasais ou as turbinectomias inferiores são geralmente úteis como procedimentos cirúrgicos adjuvantes para diminuir a resistência das vias aéreas nasais no tratamento da AOS. No entanto, a menos que a obstrução nasal seja grave, a correção cirúrgica normalmente não produzirá qualquer melhoria significativa no polissonograma pós-operatório.

UVULOPALATOPLASTIA ASSISTIDA POR LASER

A uvulopalatoplastia assistida por laser é uma técnica relativamente nova que foi desenvolvida para o tratamento do ressonar habitual. Foi realizada pela primeira vez em 1988 por Kamani, um otorrinolaringologista de Paris, que denominou o procedimento de ressecção a laser da faringe palatina. O procedimento foi concebido para alargar o espaço aéreo nasofaríngeo e reduzir ou eliminar a obstrução ao nível do palato mole.

Tratamento em crianças:

Uma vez que as amígdalas e adenóides aumentadas são uma das principais causas de SAOS nas crianças, a sua remoção cirúrgica pode ser curativa. A sedação pré-operatória deve ser cuidadosamente administrada em casos de obstrução grave e deve ser efectuada uma monitorização atenta no pós-operatório, uma vez que o edema e a sedação podem também agravar a obstrução das vias aéreas nas primeiras 24 horas após a cirurgia. Pode demorar até 6 semanas para que os sintomas desapareçam. Em alguns doentes cuja adenotonsilectomia não pode ser realizada imediatamente, o oxigénio suplementar durante a noite pode ser um tratamento temporário seguro e eficaz para a AOS. O oxigénio durante a noite também demonstrou melhorar significativamente a oxigenação nocturna e diminuir as apneias, hipopneias e respiração paradoxal num grupo de 16 crianças com idades compreendidas entre os 2 e os 8 anos com SAOS ligeira a moderada. Não se verificou um efeito deletério definitivo da oxigenação nocturna no drive de ventilação nestas crianças, o que foi relatado em adultos com SAOS grave. A utilização de pressão positiva contínua nasal nas vias aéreas (nCPAP) pode ser eficaz para aqueles que não respondem à adenotonsilectomia.

DESVANTAGENS DO TRATAMENTO CIRÚRGICO:

Como a origem da obstrução envolve estruturas anatómicas, a cirurgia tem sido utilizada como tratamento para alguns destes doentes. Atualmente, alguns dos procedimentos utilizados no tratamento cirúrgico da AOS incluem a traqueostomia, a UPPP e a cirurgia ortognática. Esses procedimentos cirúrgicos podem ser acompanhados de várias complicações e taxas de sucesso limitadas, além de envolverem gastos consideráveis.

A traqueostomia foi o primeiro procedimento cirúrgico a ser utilizado para o tratamento da AOS. É curativa porque contorna todos os locais obstrutivos das vias aéreas superiores. Embora a melhoria das manifestações da apneia do sono seja dramática, os doentes podem ter um novo conjunto de problemas relacionados com a traqueostomia. Estes incluem complicações, tais como hemorragia, estreitamento do estoma e formação de tecido de granulação, levando a hemoptise e obstrução traqueal que requer ressecção cirúrgica. Ocorreram também infeção da ferida pós-operatória e bronquite purulenta recorrente que exigiu hospitalização ou antibióticos. Os problemas psicológicos associados incluem depressão, abuso de substâncias e problemas conjugais. Com o advento de opções mais bem toleradas, a traqueostomia está atualmente reservada a doentes com doença mórbida.

A uvulopalatofaringoplastia foi proposta pela primeira vez por Fujita et al. como uma alternativa à traqueotomia no tratamento da AOS. No entanto, os resultados objectivos determinados por estudos repetidos do sono mostraram resultados variáveis, com taxas de sucesso inferiores às ideais. Num estudo com 155 doentes, o procedimento foi apenas cerca de 50% eficaz na cura ou melhoria considerável da AOS. As complicações incluíram hemorragia, infeção, dificuldade de deglutição, perturbação da fala, refluxo nasal, boca seca, aumento do reflexo de vómito e recorrência do ressonar.

A cirurgia ortognática deve ser considerada em pacientes selecionados com caraterísticas anatómicas específicas, nos quais as terapias mais simples falharam. As complicações intra-operatórias e pós-operatórias imediatas incluem hemorragia, infeção, obstrução das vias aéreas e complicações anestésicas. Outras envolvem anestesia transitória da bochecha e do queixo, alteração da oclusão dentária e fixação maxilomandibular prolongada. No entanto, a consideração menos relacionada com a saúde do paciente, mas frequentemente o fator determinante mais importante, é o custo. Além do custo dos serviços de anestesia, internação hospitalar e honorários cirúrgicos, a inclusão de técnicas como a somnocinefluoroscopia, a ressonância magnética tridimensional ou a tomografia computadorizada dinâmica cefalométrica no pré-operatório pode fazer com que o gasto atinja grandes proporções. Por conseguinte, do ponto de vista do custo, o tratamento cirúrgico é substancialmente mais oneroso.(46, 1, 15, 32, 39)

RESUMO

A apneia obstrutiva do sono é o tipo mais comum, um distúrbio respiratório bem reconhecido caracterizado pela obstrução parcial ou total das vias aéreas superiores durante o sono, causando apneia e hipopneia e, em última análise, dessaturação de oxigénio da hemoglobina.

A apneia obstrutiva do sono é ainda uma doença pouco reconhecida que afecta aproximadamente 24% e 9% da população masculina e feminina de meia-idade, respetivamente. As ramificações médicas desta doença são significativas, uma vez que estudos demonstraram que pode ser fatal para os adultos e que também tem sido associada à síndrome da morte súbita do lactente (SMSL). A causa da AOS é multifacetada. Qualquer condição de obstrução associada ao facto de se assumir a posição supina pode causar um bloqueio das vias aéreas superiores. Publicações recentes indicam que outros factores podem também ser importantes para os doentes com AOS (1, 3).

Há evidências de que a alteração do tempo de atividade do músculo genioglosso e o espessamento das paredes laterais da faringe podem ser factores importantes. Além disso, o comprimento da faringe torna-se consideravelmente maior em pacientes com apnéia na posição supina, em comparação com a posição ereta. Por exemplo, uma mandíbula posicionada posteriormente pode permitir que a língua colida com o espaço aéreo e ser um precursor da apneia do sono.

As alterações anatómicas podem reduzir o espaço aéreo em doentes com AOS moderada a grave, e incluem maxilas e mandíbulas posicionadas posteriormente, planos oclusais íngremes, dentes anteriores sobre-erupcionados, grandes ângulos goníacos, mordidas abertas anteriores em associação com línguas compridas, paredes faríngeas posicionadas posteriormente, mandíbulas retrognáticas, língua e palato mole grandes, grandes volumes das vias aéreas e discrepâncias anteroposteriores entre a maxila e a mandíbula. Micrognatia, acromegalia e síndrome de Down também podem ser condições predisponentes.[2]

A obstrução das vias aéreas provoca eventos de apneia e/ou hipopneia e resulta na

redução do fluxo de ar para os pulmões, produzindo hipoxemia que, eventualmente, faz com que o doente desperte o suficiente para retomar a respiração. Este despertar é uma interrupção do sono do doente, embora muitas vezes não seja suficientemente grave para o acordar completamente. Os doentes com apneia grave têm até 1 minuto de apneia, produzindo uma hipoxemia significativa antes de ocorrer o despertar. Podem apresentar ciclos repetidos de sono/despertar durante a noite. A maioria destes doentes também apresenta ressonar alto que pode causar um despertar independente do causado pela hipoxemia. As interrupções do sono/despertar causadas pela apneia e pelo ressonar resultam numa diminuição da quantidade e/ou má qualidade do sono e, frequentemente, numa queda prolongada e significativa dos níveis de oxigénio no sangue.
A hipóxia resultante da apneia pode levar a condições médicas graves que incluem bradicardia, taquicardia, hipertensão sistémica, hipertensão pulmonar, edema pulmonar agudo, proteinúria reversível de alto grau e, possivelmente, SIDS. A falta de sono e a má qualidade do sono provocam sintomas comuns como hipertensão, sonolência diurna excessiva, disfunção cognitiva, perturbações da memória e da capacidade de discernimento, irritabilidade, diminuição da libido, noctúria, sudação, fadiga, dores de cabeça, depressão e maior tendência para acidentes. As crianças com apneia do sono podem apresentar um fraco desempenho escolar e hiperatividade.[8]

Embora o dentista faça parte da equipa de tratamento, não é ele que diagnostica ou determina o tratamento dos doentes com apneia do sono. No entanto, os dentistas devem ser capazes de identificar potenciais doentes com apneia, encaminhá-los para um médico para um diagnóstico definitivo e planeamento do tratamento, e fazer parte da equipa de tratamento. Após um exame preliminar, o médico pode encaminhar o doente para um estudo de polissonografia nocturna numa clínica do sono. A PSG pode determinar a existência, o tipo (central, obstrutivo ou misto) e a gravidade de quaisquer perturbações da apneia. Outros testes de diagnóstico incluem o teste de latência múltipla do sono (MSLT) e a prova de função pulmonar (PFT).

A SAOS pode ser tratada de forma não cirúrgica ou cirúrgica. O tratamento deve visar os potenciais factores contribuintes identificados na história, no exame físico e na imagiologia das vias aéreas superiores. A gravidade da condição do paciente também deve ser considerada no desenvolvimento de um plano de tratamento. O tratamento bem sucedido da AOS eliminará os episódios de respiração apneica e hipopneica, o ressonar e as reacções de excitação causadas por estes eventos respiratórios. As opções não cirúrgicas podem incluir

- Perda de peso,
- Posição de dormir,
- Opções farmacológicas,
- Pressão Positiva Contínua nas Vias Aéreas (CPAP) e
- Gestão ortodôntica (aparelhos orais).[8]

A maioria dos pacientes com apneia do sono está a receber pressão positiva contínua nas vias aéreas (CPAP) nasal como tratamento de escolha. No entanto, a adesão ao CPAP nasal varia e é particularmente fraca nos roncadores não apneicos e naqueles com apneia ligeira do sono; este grupo de doentes é conhecido pela sua fraca aceitação do CPAP. É por isso que os aparelhos orais protéticos constituem uma alternativa não invasiva atractiva para os doentes com apneia do sono, desde que a eficácia, a adesão, a tolerância a longo prazo e a satisfação com estes aparelhos sejam estabelecidas.[19]

Isto é melhor conseguido com dispositivos de retenção da língua e aparelhos de avanço mandibular (MAAs). Existem vários aparelhos deste tipo atualmente em uso. Os doentes recuperam normalmente um sono repousante e ininterrupto, o que deverá melhorar drasticamente o seu estado de alerta durante o dia.
Para além dos procedimentos não cirúrgicos, podem ser realizados vários procedimentos cirúrgicos para tratar os doentes com apneia obstrutiva do sono. Estes incluem

1. Traqueostomia - Foi o primeiro procedimento cirúrgico eficaz efectuado para o tratamento da SAOS. A traqueostomia deve ser reservada para casos

graves de SAOS com sintomas cardiovasculares significativos.

2. UvuloPalatoPharyngoPlasty (UPPP)- Foi descrita pela primeira vez em 1964 para o tratamento do ressonar habitual por Ikematsu.[14,15]
3. A UPPP é o procedimento cirúrgico que foi concebido para aumentar o espaço aéreo potencial na orofaringe através da realização de uma amigdalectomia e adenoidectomia, da excisão da úvula e da mucosa redundante da parede lateral da faringe e da ressecção de 8 a 15 mm ao longo do bordo posterior do palato mole.
4. Cirurgia ortognática: O avanço maxilomandibular é um tratamento comprovado e eficaz para pacientes que têm obstrução na base da língua.
5. Podem ser realizados procedimentos adjuvantes, como a miotomia do hioide, a glossectomia parcial e a cirurgia nasal, para corrigir as anomalias anatómicas.
6. Uvulopalatoplastia assistida por laser: Técnica relativamente nova que foi desenvolvida para o tratamento do ressonar habitual.

No tratamento de crianças com apneia obstrutiva do sono, o oxigénio durante a noite também demonstrou melhorar significativamente a oxigenação nocturna e diminuir as apneias, hipopneias e a respiração paradoxal. O tratamento bem sucedido da AOS eliminará os episódios de respiração apneica e hipopneica, o ressonar e a resposta de excitação.[6,32,39]

CONCLUSÕES

1. A gravidade da apneia do sono depende da frequência com que a respiração é interrompida.
2. A SAOS ocorre em todos os grupos etários, embora a incidência seja mais elevada nas pessoas de meia-idade e seja mais comum nos homens do que nas mulheres, afectando 9% das mulheres e 24% dos homens entre os 30 e os 60 anos.[1]
3. A obstrução das vias aéreas provoca um ou mais eventos de apneia e/ou hipopneia e resulta na redução do fluxo de ar para os pulmões.[46]
4. A hipoxemia está independentemente associada a alterações cognitivas e psiquiátricas em doentes com apneia obstrutiva do sono.
5. A hipertensão é o principal indicador da presença de AOS, uma vez que cerca de metade dos doentes com hipertensão essencial têm AOS e cerca de metade de todos os doentes com AOS têm hipertensão essencial.[52]
6. A obesidade é outro indicador importante da presença de AOS.
7. O padrão de excelência para um diagnóstico exato da AOS é uma avaliação polissonográfica realizada num centro de distúrbios do sono.
8. A utilização de aparelhos de avanço maxilomandibular é mais eficaz do que a pressão positiva contínua nasal nas vias respiratórias. De acordo com o Dr. Chandrakant Shivkumar Shete, o seu estudo utilizou um aparelho de avanço mandibular, um aparelho Twin-block que podia ser titulado com um parafuso de macaco, o que resultou num aumento do volume médio das vias aéreas superiores da faringe nesta coorte, e este aumento de volume pareceu estar relacionado com o aumento da saturação de oxigénio.[47]
9. A terapia ortodôntica de avanço mandibular é clinicamente eficaz na AOS ligeira a moderada.
10. A traqueostomia deve ser reservada para casos graves de SAOS com sintomas cardiovasculares significativos.
11. O avanço maxilomandibular é um tratamento comprovado e eficaz para pacientes que têm obstrução na base da língua e é a melhor alternativa atual à traqueostomia.[54]

BIBLIOGRAFIA

1. Palomo JM, Piccoli VD, MENEZES LM. Apnéia obstrutiva do sono: uma revisão para o ortodontista. Dental Press Journal of Orthodontics. 2023 Abr 14;28:e23spe1.
2. Jordan AS, McSharry DG, Malhotra A. Adult obstructive sleep apnoea (apneia obstrutiva do sono em adultos). The Lancet. 2014 Feb 22;383(9918):736-47
3. Lyons MM, Bhatt NY, Pack AI, Magalang UJ. Global burden of sleep-disordered breathing and its implications (Peso global dos distúrbios respiratórios do sono e suas implicações). Respirologia. 2020 Jul;25(7):690-702.
4. Azagra-Calero E, Espinar-Escalona E, Barrera-Mora JM, Llamas-Carreras JM, Solano-Reina E. Síndrome da apneia obstrutiva do sono (SAOS). Revisão da literatura. Medicina oral, patologia oral y cirugia bucal. 2012 Nov;17(6):e925.
5. Sembulingam K, Sembulingam P. Essentials of medical physiology (Fundamentos de fisiologia médica). JP Medical Ltd; 2012 Set 30.
6. Huynh NT, Desplats E, Almeida FR. Tratamentos ortodônticos para o controlo da síndrome da apneia obstrutiva do sono em crianças: uma revisão sistemática e meta-análise. Sleep medicine reviews. 2016 Feb 1;25:84-94.
7. Banabilh SM. Visão ortodôntica no diagnóstico da apneia obstrutiva do sono. Journal of orthodontic science. 2017 Jul;6(3):81.
8. Epstein LJ, Kristo D, Strollo Jr PJ, Friedman N, Malhotra A, Patil SP, Ramar K, Rogers R, Schwab RJ, Weaver EM, Weinstein MD. Grupo de Trabalho para Apneia Obstrutiva do Sono em Adultos da Academia Americana de Medicina do Sono. Diretrizes clínicas para a avaliação, gestão e cuidados a longo prazo da apneia obstrutiva do sono em adultos. J Clin Sleep Med. 2009 Jun 15;5(3):263-76.
9. Behrents RG, Shelgikar AV, Conley RS, Flores-Mir C, Hans M, Levine M, McNamara JA, Palomo JM, Pliska B, Stockstill JW, Wise J. Obstructive sleep apnea and orthodontics: an American Association of Orthodontists White Paper. Jornal americano de ortodontia e ortopedia dentofacial. 2019 Jul 1;156(1):13-28.

10. Guilleminault C, Tilkian A, Dement WC. As síndromes da apneia do sono. Revisão anual de medicina. 1976 Feb;27(1):465-84.
11. Cote EF. Apneia obstrutiva do sono - uma preocupação ortodôntica. The Angle Orthodontist. 1988 Oct 1;58(4):293-307.
12. Pracharktam N., Hans M.G., Strohl K.P., Redline S.: Avaliação cefalométrica vertical e supina de indivíduos com síndrome de apneia obstrutiva do sono e ronco. Angle Orthodontist, Inc. 1994;1:63-73.
13. Preston C.B., Lampasso J.D., Tobia P.V.: Avaliação cefalométrica e mensuração das vias aéreas superiores. Seminários em Ortodontia março de 1994;10(1):3-15.
14. Tangugsorn V., Skatvedt O., Krogstad O., Lyberg T.: Apneia obstrutiva do sono: um estudo cefalométrico. Parte I Morfologia esquelética cérvico-craniofacial. European Journal of Orthodontics 1995;17:45-56.
15. Tangugsorn V., Skatvedt O., Krogstad O., Lyberg T.: Apneia obstrutiva do sono: um estudo cefalométrico. Parte II. Morfologia do úvulo-glossofaríngeo. European Journal of Orthodontics 1995;17:57-67.
16. Mayer G., Meier - Ewert K.: Previsores cefalométricos para o avanço mandibular ortopédico na apneia obstrutiva do sono. European Journal of Orthodontics 1995;17:35-43.
17. Battagel J.M., Estrange P.R.: A morfologia cefalométrica de pacientes com apneia obstrutiva do sono (AOS). European Journal of Orthodontics 1996;18:557- 569.
18. Tiner B.D.: Tratamento cirúrgico da apneia obstrutiva do sono. J Oral Maxillo Surg 1996;54:1109-1114.
19. Thornton W.K., Roberts D.H.: Tratamento não cirúrgico do paciente com apneia obstrutiva do sono. J Oral Maxillofac Surg 1996;54:1103-1108.
20. Taylor M., Hans M.G., Strohl K.P., Nelson S., Broadbent B.H.: Crescimento dos tecidos moles da orofaringe. Angle Orthodontist 1996;5:393-400.
21. Ono T., Lowe A.A., Ferguson K.A., Fleetham J.A.: Um dispositivo de retenção da língua e a atividade do músculo genioglosso durante o sono em pacientes com apneia obstrutiva do sono. The Angle Orthodontist 1997;4:273-280.

22. Ozbek M.M., Miyamoto K., Lowe A.A., Fleetham J.A.: Postura natural da cabeça, morfologia das vias aéreas superiores e gravidade da apneia obstrutiva do sono em adultos. European Journal of Orthodontics 1998;20:133-143.
23. Lamont J., Baldwin D.R., Hay K.D., Veale A.G.: Effect of two types of mandibular advancement splints on snoring and obstructive sleep apnoea (Efeito de dois tipos de talas de avanço mandibular no ressonar e na apneia obstrutiva do sono). European Journal of Orthodontics 1998;20:293-297.
24. Battagel J.M., L'Estrange P.R., Nolan P.: O papel da radiografia cefalométrica lateral e da fluoroscopia na avaliação do avanço mandibular em distúrbios relacionados com o sono. European Journal of Orthodontics 1998;20:121-132.
25. Ivanhoe JR, Cibirka RM, Lefebvre CA, Parr GR. Considerações dentárias nos distúrbios do sono das vias aéreas superiores: uma revisão da literatura. The Journal of prosthetic dentistry. 1999 Dec 1;82(6):685-98.
26. Pae E.K., Lowe A.A.: Forma da língua em pacientes com apneia obstrutiva do sono. The Angle Orthodontist 1999; 69(2):147-150.
27. Battagel J.M., Johal A., L'Estrange P.R., Croft C.B., Kotecha B.: Alterações nas vias aéreas e na posição do hioide em resposta à protrusão mandibular em indivíduos com apneia obstrutiva do sono (AOS). European Journal of Orthodontics 1999;21:363- 376.
28. Kollias L., Krogstad O.: Adult craniocervical and pharyngeal changes- a longitudinal cephalometric study between 22 and 42 years of age. Parte I: alterações morfológicas do úvulo-glossofaríngeo. Jornal Europeu de Ortodontia 1999;21:333-344.
29. Kollias L., Krogstad O.: Adult craniocervical and pharyngeal changes- a longitudinal cephalometric study between 22 and 42 years of age. Parte II: alterações morfológicas do úvulo-glossofaríngeo. Jornal Europeu de Ortodontia 1999;21:345-355.
30. Johnston C.D., Richardson A.: Alterações cefalométricas na morfologia faríngea do adulto. European Journal of Orthodontics 1999;21:357-362.
31. Joanna M.B., Johal A., Kotecha B.: Uma comparação cefalométrica de indivíduos com ressonar e apneia obstrutiva do sono. European Journal of

Orthodontics 2000;22:353-365.

32. Achilleos S., Krogstad O., Lyberg T.: Avanço mandibular cirúrgico e alterações na morfologia uvuloglossofaríngea e na postura da cabeça: um estudo cefalométrico de curto e longo prazo em homens. European Journal of Orthodontics 2000;22:367-381.
33. Gale D.J., Sawyer R.H., Woodcock A.: Os aparelhos orais alargam as vias respiratórias em pacientes com apneia obstrutiva do sono? Um estudo tomográfico computorizado prospetivo. European Journal of Orthodontics 2000;22:159-168.
34. Marklund M., rankling K.A., Persson M. : Efeitos secundários ortodônticos dos dispositivos de avanço mandibular durante o tratamento do ressonar e da apneia do sono. European Journal of Orhtodontics 2001;23:135-144.
35. Moyer CA, Sonnad SS, Garetz SL, Helman JI, Chervin RD. Qualidade de vida na apneia obstrutiva do sono: uma revisão sistemática da literatura. Sleep medicine. 2001 Nov 1;2(6):477-91.
36. Gale A., Kilpeliainen P.V.J., Laine-Alava M.T.: Posição do osso hioide após avanço mandibular cirúrgico. European Journal of Orthodontics 2001;23: 695-701.
37. Johnston C.D., Gleadhill I.C., Cinnamond M.J.: Aparelhos orais para o tratamento do ressonar grave: um ensaio aleatório controlado. European Journal of Orthodontics 2001;23:127-134.
38. Stephen P. Warunek: Terapia com aparelhos orais nas síndromes de apneia do sono: Uma revisão. Seminários em Ortodontia, março de 2004;10(1):73-89.
39. Salem O.H., Briss B.S., Annino D.J.: Função nasorespiratória e morfologia craniofacial - Uma revisão do tratamento cirúrgico das vias aéreas superiores. Seminários em Ortodontia 2004;10(1):54-62.
40. Preston C.B., Lampasso J.D., Tobias P.V.: Avaliação cefalométrica e mensuração das vias aéreas superiores. Seminários em Ortodontia 2004;10(1):3-15.
41. Lampasso J.D., Lampasso J.G.: Alergia, obstrução nasal e oclusão. Seminários em Ortodontia 2004;10(1):39-44.

42. Schroder CM, O'Hara R. Depression and obstructive sleep apnea (OSA). Anais de psiquiatria geral. 2005 Dec;4:1-8.
43. Patil SP, Schneider H, Schwartz AR, Smith PL. Adultos com apneia obstrutiva do sono: fisiopatologia e diagnóstico. Chest. 2007 Jul 1;132(1):325-37.
44. Eckert DJ, Malhotra A. Pathophysiology of adult obstructive sleep apnea (Fisiopatologia da apneia obstrutiva do sono do adulto). Actas da Sociedade Torácica Americana. 2008 Feb 15;5(2):144-53.
45. Dempsey JA, Veasey SC, Morgan BJ, O'Donnell CP. Pathophysiology of sleep apnea. Physiological reviews. 2010 Jan;90(1):47-112.
46. Sahin M, Bilgen C, Tasbakan MS, Midilli R, Basoglu OK. Uma fórmula de previsão clínica para o índice de apneia-hipopneia. Revista internacional de otorrinolaringologia. 2014;2014(1):438376.
47. Shete CS, Bhad WA. Alterações tridimensionais das vias aéreas superiores com o dispositivo de avanço mandibular em pacientes com apneia obstrutiva do sono. American Journal of Orthodontics and Dentofacial Orthopedics (Jornal Americano de Ortodontia e Ortopedia Facial). 2017 maio 1;151(5):941-8.
48. Osman AM, Carter SG, Carberry JC, Eckert DJ. Obstructive sleep apnea: current perspectives. Natureza e ciência do sono. 2018 Jan 23:21-34.
49. Rundo JV. Noções básicas de apneia obstrutiva do sono. Cleve Clin J Med. 2019 Sep 1;86(9 Suppl 1):2-9.
50. Abbasi A, Gupta SS, Sabharwal N, Meghrajani V, Sharma S, Kamholz S, Kupfer Y. A comprehensive review of obstructive sleep apnea. Ciência do Sono. 2021 Apr;14(2):142.
51. Freire C, Sennes LU, Polotsky VY. Opióides e apneia obstrutiva do sono. Journal of Clinical Sleep Medicine. 2022 Feb 1;18(2):647-52.
52. Brown J, Yazdi F, Jodari-Karimi M, Owen JG, Reisin E. Obstructive sleep apnea and hypertension: updates to a critical relationship. Relatórios atuais de hipertensão. 2022 Jun;24(6):173-84.
53. Balk EM, Adam GP, D'Ambrosio CM. Grande variabilidade nas definições dos índices de apneia do sono utilizados em estudos clínicos. Journal of Clinical Sleep Medicine. 2024 Mar 1;20(3):461-8.

54. Mira FA, Favier V, dos Santos Sobreira Nunes H, de Castro JV, Carsuzaa F, Meccariello G, Vicini C, De Vito A, Lechien JR, Chiesa-Estomba C, Maniaci A. Chat GPT for the management of obstructive sleep apnea: do we have a polar star? Arquivos Europeus de Oto-Rino-Laringologia. 2024 Abr;281(4):2087-93

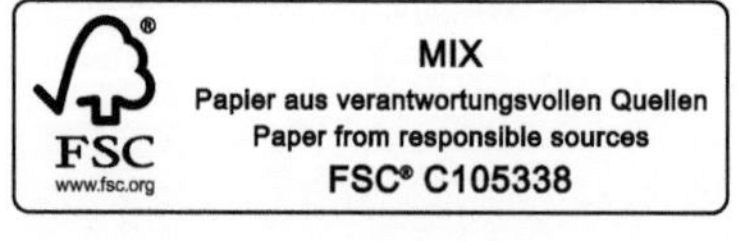

Printed by Books on Demand GmbH, Norderstedt / Germany